Não tenha medo da ansiedade

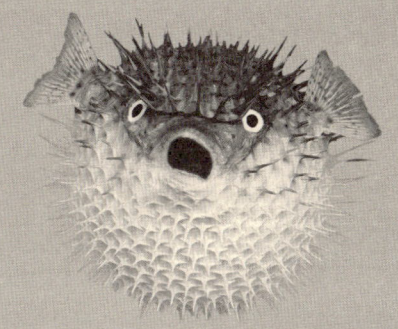

Não tenha medo da ansiedade

Aprenda a administrar o estresse e a transformá-lo em aliado na resolução de problemas

Tracy Dennis-Tiwary

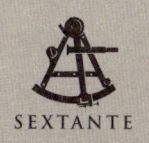

Título original: *Future Tense*

Copyright © 2022 por Tracy Dennis-Tiwary
Copyright da tradução © 2023 por GMT Editores Ltda.

Todos os direitos reservados. Nenhuma parte deste livro pode ser utilizada ou reproduzida sob quaisquer meios existentes sem autorização por escrito dos editores.

tradução: Carolina Simmer
preparo de originais: Rafaella Lemos
revisão: Ana Grillo e Pedro Staite
diagramação e adaptação de capa: Natali Nabekura
imagem de capa: ludex | iStock
impressão e acabamento: Bartira Gráfica

CIP-BRASIL. CATALOGACAO NA PUBLICACAO
SINDICATO NACIONAL DOS EDITORES DE LIVROS, RJ

D46p

Dennis-Tiwary, Tracy
  Não tenha medo da ansiedade / Tracy Dennis-Tiwary ; tradução Carolina Simmer. - 1. ed. - Rio de Janeiro : Sextante, 2023.
  224 p. ; 21 cm.

  Tradução de: Future tense : why anxiety is good for you (even though it feels bad)
  ISBN 978-65-5564-682-5

  1. Ansiedade. 2. Emoções. 3. Controle (Psicologia). I. Simmer, Carolina. II. Título.

23-83653
CDD: 152.46
CDU: 159.942:616.89-008.441

Meri Gleice Rodrigues de Souza - Bibliotecária - CRB-7/6439

Todos os direitos reservados, no Brasil, por
GMT Editores Ltda.
Rua Voluntários da Pátria, 45 – Gr. 1.404 – Botafogo
22270-000 – Rio de Janeiro – RJ
Tel.: (21) 2538-4100 – Fax: (21) 2286-9244
E-mail: atendimento@sextante.com.br
www.sextante.com.br

Para Vivek, Kavi e Nandini

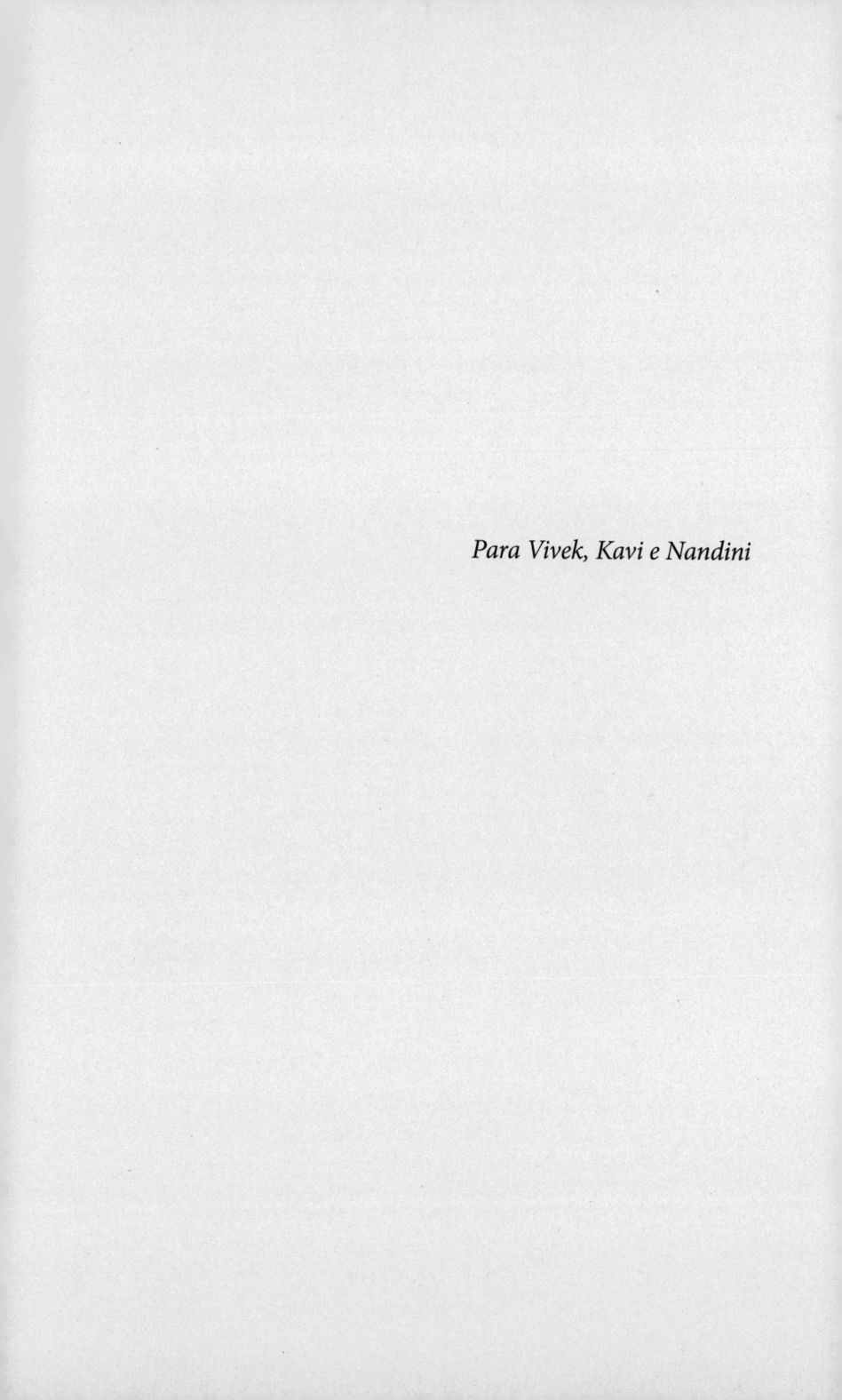

Sumário

Prólogo   11
Conselhos do Santo Padroeiro da Ansiedade.

PARTE I – POR QUE PRECISAMOS DA ANSIEDADE

O que é a ansiedade, para que ela serve e como ela depende da poderosa capacidade humana de imaginar o futuro.

1. O que a ansiedade é (e o que não é)   15

A ansiedade é uma emoção complexa, relacionada ao medo, porém muito diferente dele. Ela apresenta variações de intensidade, indo de preocupações cotidianas ao pânico paralisante, mas não importa o nosso lugar nessa escala: o papel da ansiedade na nossa vida talvez não seja aquele que imaginamos.

2. Por que a ansiedade existe   33

Essa emoção evoluiu para nos tornar mais engenhosos diante de incertezas. A biologia da ansiedade revela por que precisamos dessa sensação difícil – e por que ela precisa ser desagradável para fazer seu trabalho. A ansiedade transcende nossas respostas básicas de luta ou fuga porque está enraizada em nossa tendência primordial de buscar conexões sociais e recompensas futuras.

3. De olho no futuro: escolha sua aventura   53

A ansiedade surge porque somos criaturas que pensam no futuro e se preparam para ele. Mas nossas noções equivocadas sobre ela nos impedem de entender isso, nos levando a encará-la apenas como algo negativo e incapacitante.

PARTE II – COMO NOS ENGANAMOS SOBRE A ANSIEDADE

Por que e quando nossa compreensão sobre a ansiedade seguiu o caminho errado, e como a ciência e a vida moderna reforçam esse equívoco.

4. A história de que a ansiedade é uma doença   75

A medicina e a psicologia transformaram a ansiedade em uma enfermidade. Porém, mesmo antes disso, conceitos medievais sobre as emoções e a vida da alma demonizavam a ansiedade. Aprendemos a encará-la como algo a ser evitado e eliminado, o que só faz com que ela saia de controle.

5. Um entorpecimento confortável   93

Ao encararmos a ansiedade como uma doença indesejada, fazemos todo o possível para nos livrarmos dela. A prescrição excessiva e em grande escala de ansiolíticos e analgésicos é um ótimo exemplo disso – e tem consequências prejudiciais e até fatais.

6. A culpa é das máquinas?   105

A tecnologia digital aumenta a ansiedade doentia porque facilita o escapismo e atrapalha o cultivo de conexões sociais. Mas culpar a tecnologia por toda a ansiedade problemática é um erro – que ignora a complexidade do problema ao mesmo tempo que nos impede de pensar em usos melhores para a tecnologia digital.

PARTE III – COMO RESGATAR A ANSIEDADE

Pensar na ansiedade como uma aliada melhora todas as partes da nossa vida e pode promover desenvoltura, criatividade e alegria excepcionais. Ao resgatarmos a ansiedade, resgatamos a nós mesmos.

7. Incerteza   125

A incerteza causa tensão. Ao nos entregarmos a esse desconforto para descobrir como lidar com a incerteza – mesmo no meio de uma pandemia –, abrimos as portas para possibilidades que nunca imaginamos antes. Quando fazemos isso, a ansiedade é o ingrediente secreto.

8. Criatividade   139

Ao aceitarmos o desconforto da ansiedade e escutarmos o que ele tem a ensinar, nos tornamos mais criativos – seja para criar obras de arte ou para decidir o que fazer para o jantar.

9. Crianças não são frágeis   155

Com frequência, reagimos à ansiedade das crianças com concessões e superproteção. Fazemos isso com a melhor das intenções e porque acreditamos que elas são frágeis, mas estamos errados. Nós podemos ajudar as crianças a se tornarem mais fortes e resilientes se pararmos de temer sua ansiedade – e a nossa.

10. Como ser ansioso do jeito certo   181
Se você chegou até aqui, mudou sua forma de ver a ansiedade. Chegou a hora de tomar uma atitude.

Agradecimentos   201

Notas   209

Prólogo

"Aquele que aprende a ser ansioso da forma correta", escreveu um filósofo famoso, "aprende o mais importante."[1]

Espere aí – existe um jeito certo e um jeito errado de ser ansioso? Para mim, esse parece ser mais um motivo para sentir ansiedade.

Mas Søren Kierkegaard, que eu gosto de chamar de Santo Padroeiro da Ansiedade, tocou em um ponto relevante.

Você odeia ficar ansioso. Eu também. Todo mundo odeia. Estamos falando de uma emoção que pode ser perturbadora, opressiva, debilitante. E, por causa disso, acabamos não enxergando o que Kierkegaard estava tentando dizer: a ansiedade quer ser nossa amiga. Ela quer ser reconhecida, aceita, ouvida, valorizada e levada em consideração. A sensação que a acompanha é terrível porque ela está tentando nos dizer algo importante que preferíamos não ouvir – da mesma forma que um bom amigo faz. Porque, se lhe dermos ouvidos quando ela vem nos visitar, nossa vida se tornará bem melhor do que se fizermos aquilo que realmente desejamos fazer: fugir e nos esconder.

Qual é o problema disso? Será que a ansiedade não é um fracasso pessoal, um sinal de que há algo errado conosco e com a nossa vida, algo a ser solucionado e eliminado? Ao mesmo tempo, ninguém na história do mundo foi capaz de erradicar a ansiedade – ainda bem, porque isso seria um desastre.

Este livro conta a história de uma emoção que é dolorosa e poderosa, terrível e engraçada, exaustiva e energizante – imperfeita. Ela é como a vida. Ela é como ser humano. Ela *é* ser humano. Se você continuar lendo este livro, acredito que mudará sua forma de ver a ansiedade. É como aquela ilusão de ótica famosa do vaso de Rubin: se olhamos para ela de um jeito, enxergamos um vaso, mas se relaxamos o olhar, nos deparamos com o perfil de duas pessoas se encarando, afastadas pelo espaço em formato de vaso que as separa.

Para realizar essa mudança de paradigma, para reivindicar a ansiedade como uma amiga e aliada, não adianta simplesmente fazer alguns exercícios e intervenções. Não adianta eu dizer que a ansiedade é uma droga – apesar de ser mesmo em alguns momentos – e descrever 20 coisas que você pode fazer para se sentir melhor. Também não adianta eu endeusar a ansiedade nem afirmar que sempre precisamos dela para sermos produtivos, criativos ou termos o melhor desempenho possível. Não precisamos. Em vez disso, é necessário criar uma nova mentalidade em relação à ansiedade – um novo conjunto de crenças, insights e expectativas que nos permita explorá-la, aprender com ela e utilizá-la para o nosso próprio bem. Alcançar essa nova mentalidade não vai *curar* a ansiedade em si – porque a emoção não é o problema; o que precisamos consertar é a maneira equivocada como lidamos com ela. Criar uma nova mentalidade é a melhor – e única – forma de resolver isso. E o único objetivo deste livro.

Espero que São Søren fique orgulhoso.

PARTE I

Por que precisamos da ansiedade

— 1 —
O que a ansiedade é
(e o que não é)

O Dr. Scott Parazynski e seus colegas no ônibus espacial viajavam a quase 30 mil quilômetros por hora saindo da atmosfera da Terra. Seu destino era a Estação Espacial Internacional, um centro de pesquisa científica, um marco na exploração do sistema solar e a maior estrutura que o ser humano já colocou no espaço. Para muitas pessoas, a Estação Espacial representa o ápice das realizações humanas.

Na época da missão, em 2007, Scott já era um veterano, com quatro voos em ônibus espaciais e várias atividades extraveiculares – caminhadas espaciais – em órbita. Após se aposentar da NASA, ele se tornou a primeira pessoa a ter ido ao espaço e chegado ao topo do monte Everest. Estamos falando de alguém que se sente confortável em correr riscos. Aquela missão, porém, tinha um enorme peso adicional. Ela fora adiada por três anos depois do desastre com o ônibus espacial *Columbia*, a espaçonave que se desintegrou ao reentrar na atmosfera, matando todos os sete tripulantes.

Mas, para Scott e sua equipe, a missão era mais importante do que o perigo em potencial. Eles iriam entregar e instalar um componente essencial da Estação Espacial, que conectaria e unificaria os laboratórios espaciais dos Estados Unidos, da Europa e do Japão, oferecendo mais energia e recursos para a manutenção da vida, além de expandir significativamente seu tamanho e suas capacidades.

Após uma semana de instalações e reparos de rotina, as coisas tomaram um rumo inesperado. Scott e um colega tinham acabado de instalar dois painéis solares enormes para gerar energia. Mas quando eles foram abertos e estendidos pela primeira vez, um cabo-guia enroscou, causando dois rasgos grandes. Era um problema sério, porque os danos impediam os painéis de abrir por completo e gerar energia suficiente para fazer seu trabalho.

Para consertar os rasgos, a equipe precisou improvisar um cabo compridíssimo, que prenderia Scott na extremidade de um guindaste e o ligaria – pelos pés – ao braço robótico da estação. Preso ao equipamento, ele demorou 45 minutos para se deslocar 30 metros junto à asa e alcançar os painéis danificados. Suas habilidades como cirurgião foram essenciais para que ele cortasse o cabo enrolado cuidadosamente e instalasse estabilizadores para reforçar a estrutura.

Após sete horas de roer as unhas, a missão foi um sucesso. A tripulação da estação e a equipe na Terra deram gritos de alegria quando os painéis consertados se expandiram por completo. A foto em que Scott parece voar acima das brilhantes placas solares cor de laranja é uma imagem icônica da intrépida exploração espacial. Dizem que essa realização inspirou a cena do perigoso conserto da nave no filme *Gravidade*.

Quase oito anos depois dessa celebrada façanha, tive o grande prazer de conversar com Scott no palco do programa *Brainwave*, no Museu de Arte Rubin, em Nova York. Alto, louro e robusto, ele parece um herói americano da década de 1950. E também se comporta como um, com seu sorriso tranquilo e sua humildade sincera.

Perguntei a Scott como ele tinha conseguido manter a calma

naquele dia, com apenas um traje espacial entre ele e o vazio do espaço. Com o destino da missão sobre seus ombros, qual havia sido o segredo para seu sucesso?

A resposta? Ansiedade.

Ansiedade e medo

É provável que eu não precise lhe dizer o que é ansiedade.

Trata-se de uma emoção essencialmente humana, nossa companheira desde que o *Homo sapiens* começou a caminhar ereto. A ansiedade ativa nosso sistema nervoso, nos deixando tensos e aflitos, com um frio na barriga, o coração disparado e pensamentos a mil. A palavra, originada dos termos em latim e em grego antigo que significam "sufocar", "dolorosamente constrito" e "inquieto", sugere algo desagradável, uma mistura de fatores físicos e emocionais – um nó na garganta, o corpo paralisado de medo, a mente empacada pela indecisão. Foi apenas no século XVII que essa palavra passou a ser usada em inglês para descrever a gama de pensamentos e sentimentos que hoje reconhecemos como ansiedade: preocupação, temor, angústia e nervosismo sobre situações cujo resultado seja incerto.

Em geral sabemos por que estamos ansiosos. O médico ligou dizendo que precisamos fazer uma biópsia. Estamos prestes a subir no palco diante de uma multidão de 500 desconhecidos para apresentar uma palestra que pode mudar nossa carreira. Abrimos uma carta da Receita Federal informando que nossa declaração de imposto de renda caiu na malha fina. Em outros momentos, a ansiedade é mais indefinível e não tem um motivo ou um foco óbvio. Assim como um alarme persistente e enlouquecedor, essa ansiedade difusa nos informa que algo está errado, mas não conseguimos encontrar a origem do bipe.

Seja ela geral ou específica, a ansiedade é o que sentimos quando algo ruim *pode* acontecer, mas ainda não aconteceu. Ela tem dois ingredientes essenciais: sensações físicas (inquietação, tensão, agitação) e pensamentos (apreensão, preocupação, temor de um perigo que podemos encontrar dobrando a esquina). Juntando as duas coisas, é fácil entender por que foi batizada em homenagem ao sufoco. *Para onde eu vou, o que devo fazer? Será pior se eu virar para a esquerda ou para a direita? Talvez fosse melhor eu me fechar e desaparecer completamente.*

A ansiedade é experimentada não apenas como uma sensação no corpo, mas também como uma qualidade dos nossos pensamentos. Quando estamos ansiosos, nosso foco se estreita, ficamos mais concentrados e atentos aos detalhes, e tendemos a ver as árvores, e não a floresta. Emoções positivas têm o efeito oposto: elas ampliam nosso foco para termos uma noção da situação como um todo em vez de enxergarmos apenas os detalhes. A ansiedade também tende a acelerar nossa mente, fazendo com que nos preocupemos e nos preparemos para possibilidades negativas.

Apesar de o temor geralmente ser a sensação dominante que acompanha a ansiedade, também ficamos ansiosos quando desejamos algo. Fico ansiosa para embarcar no avião que me levará para minhas férias mais que merecidas na praia – e é bom que nenhum atraso ou tempo ruim fique no meu caminho! Esse tipo de ansiedade é um frisson entusiasmado por um futuro desejado. Por outro lado, *não* fico ansiosa para uma confraternização de fim de ano em que com certeza vou encontrar as mesmas figuras de sempre bebendo demais. Já sei que não vou me divertir. Mas não importa se é por causa do temor ou da empolgação, nós só ficamos ansiosos quando temos alguma expectativa e nos importamos com o que o futuro nos reserva.

Então por que ansiedade não é a mesma coisa que medo?

Costumamos trocar uma palavra pela outra, já que ambas causam inquietação e provocam reações de luta ou fuga – a descarga de adrenalina, o coração acelerado e a respiração rápida. Tanto a ansiedade quanto o medo jogam a mente em estados parecidos: foco muito estreito, atenção aos detalhes e prontidão para agir. O cérebro se prepara e o corpo fica a postos para entrar em ação. Mas existe uma diferença.

Outro dia, eu estava revirando uma velha caixa guardada no sótão. Minha mão esbarrou em algo quente e peludo, que se mexeu. Pulei para trás com uma agilidade que eu não teria considerado possível e empurrei a caixa para longe. Pesquisas sobre a resposta humana ao susto mostram que levei apenas algumas centenas de milissegundos para reagir. Meu coração ficou disparado, comecei a suar e com certeza me senti mais desperta e alerta do que segundos antes. No fim das contas, a criatura na caixa era um pequenino rato-do-mato.

Minha resposta ao rato foi o medo.

Só que eu não tenho medo de roedores. Acho que os ratos-do-mato são fofos, uma parte importante do nosso ecossistema. Mas o fato de eu não achar que o rato me morderia não fez diferença para a minha resposta de medo. O medo não estava interessado em debater os méritos ou a fofura do rato-do-mato nem em saber se eu realmente precisava pular para trás tão rápido. E isso é bom, porque a minha resposta automática teria sido útil caso a criatura na caixa fosse um escorpião – da mesma forma que o reflexo de afastar a mão após tocar uma panela com água fervente me protege de me queimar com mais gravidade.

Meu medo foi um reflexo. Assim como o do ratinho, que correu pela caixa e se encolheu em um canto para evitar ser detectado. Em nenhum momento eu ou o ratinho sentimos ansiedade em relação a um futuro incerto. O perigo estava no presente imediato, e nós dois tivemos reações automáticas e rápidas para lidar com ele (apesar de, mais tarde, eu ter dado ouvidos à minha ansiedade sobre deixar um roedor solto dentro de casa e tê-lo transferido para um campo aberto).

Obviamente, a vida emocional humana é bem mais complicada que as reações involuntárias de medo, raiva, tristeza, alegria e nojo. A ciência identifica essas como nossas emoções básicas, ou primárias. Em geral, considera-se que elas tenham origem biológica e sejam universais em sua expressão. Os animais compartilham essas emoções conosco – para você ver quão fundamentais alguns sentimentos são.

Então temos as emoções complexas, que incluem luto, arrependimento, vergonha, ódio e ansiedade. As emoções básicas são os elementos constitutivos das complexas, que transcendem o instinto; elas são menos automáticas e mais passíveis de serem dispersadas por nossos pensamentos. Talvez eu fique ansiosa na próxima vez em que mexer em alguma caixa no sótão, me perguntando se encontrarei outro amiguinho peludo, mas posso me tranquilizar, pensando que seria improvável isso acontecer de novo.

É provável que os animais não sintam emoções complexas como a ansiedade da mesma maneira que os seres humanos. Meu ratinho não é capaz de imaginar vividamente um futuro em que mãos gigantes surgirão do nada e o removerão da segurança do ninho. Se fosse, isso o tornaria o Jean-Paul Sartre dos roedores, reclamando que o inferno são os outros ratos, recolhendo-se à sua caixa solitária e se debatendo com a angústia existencial enquanto espera pela aparição da próxima mão. Independentemente disso, só podemos saber com certeza que nosso encontro o ensinou a ter *medo* de mãos caso um dia as encontre de novo, e esse medo desaparecerá assim que ele achar um esconderijo em um cantinho quente e seguro.

O medo é a reação imediata e certa para um perigo real no momento presente, que acaba quando a ameaça desaparece. A ansiedade é a apreensão sobre um futuro incerto e imaginado, e a vigilância que nos mantém num estado de alerta total. Ela ocorre nos intervalos – entre descobrir que algo ruim pode acontecer e a concretização desse fato; entre fazer planos e se ver impotente na hora de tomar uma atitude, de lutar ou fugir para escapar do perigo como os animais fazem. A única coisa que podemos fazer é esperar receber o resultado da biópsia, descobrir se a Receita Federal encontrou alguma irregularidade e ver se a palestra será encerrada ao som de aplausos ensurdecedores ou de meia dúzia de palmas desanimadas. A ansiedade existe porque sabemos que estamos caminhando lenta e inexoravelmente para um futuro que pode ser feliz ou infeliz. É essa incerteza que torna difícil suportá-la.

A escala

A ansiedade do dia a dia não tem nada de surpreendente; todos nós temos preocupações, inquietações e até momentos ocasionais de pânico. A ansiedade, no entanto, não é uma questão binária, como um interruptor que pode estar ligado ou desligado. Em vez disso, imagine um dimmer que aumenta e diminui a intensidade da luz, às vezes de repente, outras vezes tão pouco que chega a ser imperceptível. Como o ar que respiramos, um baixo nível de ansiedade é tão presente na nossa vida que às vezes nem chegamos a notá-la. Ela aparece quando abrimos a porta para conhecer nossa nova chefe ou quando olhamos pela janela e vemos um temporal se formando bem no momento em que estamos arrumando as coisas para voltar para casa. De repente começamos a prestar muita atenção em algo que preferíamos ignorar, mas a sensação não dura mais que um ou dois minutos. Depois de conhecer a nova chefe, eu não demoro muito para entender como ela é, e a ansiedade se dissipa. Ao começar o trajeto de volta para casa, vejo que as ruas não estão alagadas, então a preocupação se dissipa. No instante em que temos alguma noção de como as coisas vão se desenrolar, nossa leve ansiedade vai embora como a névoa matinal sendo dispersada pelo calor do sol.

À medida que avançamos na escala da ansiedade, a sensação vai ficando mais forte, o foco vira uma visão em túnel e as nossas preocupações vêm com tudo. Vejamos aquele grande bicho-papão pré-histórico: o medo de escuro. Ele não é medo; é ansiedade. Ao contrário do que acontece com animais noturnos, a reação dos seres humanos ao escuro é de apreensão em relação aos perigos ocultos que *podem* estar à espreita. A busca da luz em meio à escuridão é uma das metáforas mais fundamentais ao longo da história humana. Até mesmo na pré-história, podemos imaginar que as luzes noturnas – na forma de pequenas fogueiras, talvez? – fossem um artigo indispensável por causa da nossa grande ansiedade em relação aos perigos que se escondem no escuro.

Conforme avançamos na escala, uma das maneiras mais comuns de ansiedade moderada é a do tipo social – o medo de sermos julgados e vistos de forma negativa pelos outros. O que a plateia vai achar da minha palestra? Como a minha chefe vai avaliar o meu desempenho no trabalho? Será que as pessoas vão rir do jeito que eu danço? Mesmo quando estamos confiantes das nossas habilidades, ficamos nervosos antes de subir ao palco. Às vezes, quando olhamos para a plateia, só conseguimos enxergar o cara dormindo na última fileira. Nem sequer percebemos que todas as outras pessoas estão sorrindo e assentindo satisfeitas.

Em uma questão de horas ou mesmo de minutos, podemos passar de uma preocupação mediana para um pavor intenso, antes de irmos descendo na escala até alcançarmos um alívio ou uma calma quase zen. Apesar de parecer fora do nosso controle, a ansiedade intensa continua sendo apenas um ponto na escala, de forma que frequentemente podemos diminuí-la e voltar para nossa zona de conforto.

Isso ocorre porque o problema não é a ansiedade em si – a preocupação, o temor e o nervosismo, a angústia em relação às incertezas ou até mesmo o pânico devastador. O problema é que os pensamentos e comportamentos que usamos para lidar com ela podem piorá-la. Quando isso acontece com muita frequência, podemos acabar desenvolvendo um transtorno de ansiedade. Mas estas duas coisas – a ansiedade e os transtornos de ansiedade – são diferentes.

A distinção mais importante entre elas é algo conhecido como *prejuízo funcional* – ou seja, é quando a ansiedade atrapalha nossa vida. A emoção da ansiedade tem altos e baixos, podendo ser quase indetectável em certos momentos ou angustiante em outros. Mas o transtorno, por definição, vai além de um incômodo temporário. Para uma pessoa com transtorno de ansiedade, essas sensações duram semanas, meses e até anos, e tendem a piorar com o tempo. O mais importante é que elas costumam interferir nas coisas que mais valorizamos na vida, como o convívio familiar, o trabalho e a interação com amigos. Esse prejuízo de longo prazo das nossas atividades cotidianas e do nosso bem-estar é o que define os transtornos de ansiedade.

Vejamos o caso de Nina. Aos 30 anos, ela já havia construído sua carreira como fotógrafa de casamentos e retratos. Ela sempre soube que se sentia mais confortável observando as pessoas do que sendo observada, trabalhando atrás das câmeras, e não na frente. Recentemente, no entanto, sua timidez natural se tornou mais difícil de administrar, impedindo-a de conquistar novos clientes. Ela passou a acreditar que o mundo a enxerga como uma pessoa trêmula, gaguejante, suada e idiota – e se pergunta se isso de fato é verdade. Depois de começar a faltar ao trabalho e se encontrar em dificuldades financeiras por isso, ela resolveu fazer terapia. Como parte do tratamento, a terapeuta sugeriu que fizessem uma experiência que seria filmada.

Primeiro, Nina fingiria que a terapeuta era uma cliente em potencial em busca de um fotógrafo de casamentos. Ela conversaria com a mulher da mesma maneira que falaria com qualquer novo cliente. Durante a conversa, deliberadamente manteria o comportamento que em geral adotava nesses primeiros contatos para controlar sua ansiedade: olhar para o chão evitando o contato visual enquanto apertava sua câmera ou qualquer outro objeto para não tremer.

Então Nina e a terapeuta reencenariam a conversa com uma mudança importante: em vez de olhar para baixo, Nina sustentaria o contato visual e deixaria as mãos no colo, em vez de se agarrar a alguma coisa.

Antes de começar o experimento, a terapeuta pediu a Nina que avaliasse, em uma escala de 0 a 100, quanto achava que tremeria. Nina respondeu 90. Quanto ela pareceria suada e idiota? De novo, Nina respondeu 90 para as duas opções. Ela tinha a expectativa de que ficaria uma pilha de nervos, uma pessoa em quem ninguém confiaria para registrar um dia especial.

Após testarem as duas versões da conversa e assistirem às gravações, a terapeuta perguntou a Nina: em uma escala de 0 a 100, como ela estava na filmagem – será que parecia tão trêmula, suada e idiota quanto imaginava? Nina ficou surpresa ao ver que, apesar de parecer nervosa durante a primeira parte do experimento, não tremeu, não pareceu suar e falou direito – talvez não de um jeito brilhante, mas com certeza não parecia idiota. Ao assistir à segunda parte do experimento, em que manteve contato visual e não ficou se agarrando à câmera, Nina não pôde deixar de perceber que parecia completamente profissional e confiante. Ela sorriu, falou bem e ofereceu boas ideias e sugestões.

Não era que Nina tivesse deixado de se sentir nervosa. Ela continuava do mesmo jeito. Mas quando parou de agir como uma pilha de nervos – de afastar o olhar e de se agarrar à câmera como se sua vida dependesse disso –, a sensação de inadequação diminuiu. Isso aconteceu porque ela parou de recorrer a estratégias que sem querer acabavam piorando sua ansiedade.

Se a mudança de alguns poucos comportamentos e percepções cruciais realmente pode ajudar a aliviar a ansiedade dolorosa e debilitante, por que transtornos de ansiedade são o problema de saúde mental mais comum nos dias de hoje? Por que seus índices só aumentam, prestes a se tornarem a maior crise de saúde pública da nossa época?

Se parece que estou exagerando, considere as estatísticas. Um grande estudo epidemiológico conduzido em Harvard usando uma combinação de entrevistas diagnósticas e avaliações de prejuízos à rotina concluiu que quase 20% dos adultos nos Estados Unidos – mais de 60 milhões de pessoas – sofrem de algum transtorno de ansiedade todos os anos.[2] Cerca de 17 milhões de pessoas sofrem de depressão anualmente, o segundo problema de saúde mental mais comum, e quase metade delas também é diagnosticada com pelo menos um transtorno de ansiedade. Ao longo da vida, a quantidade de americanos que sofrerão de um ou mais transtornos de ansiedade aumenta para surpreendentes 31% da população – mais de 100 milhões de pessoas, inclusive adolescentes e crianças.[3] Muitos procuram terapia, mas menos da metade alcança mudanças duradouras, mesmo ao receber tratamentos de primeira linha, como a terapia cognitivo-comportamental. O número de mulheres afetadas é desproporcionalmente maior; comparadas aos homens, elas recebem quase o dobro de diagnósticos de transtornos de ansiedade ao longo da vida.

Nos Estados Unidos, há nove diagnósticos diferentes para esses transtornos, sem incluir os associados a traumas, como o transtorno do estresse pós-traumático (TEPT), e os compulsivos, como o transtorno obsessivo-compulsivo (TOC).[4] Alguns transtornos de ansiedade, como as fobias, se resumem a evitar situações e objetos temidos, como a hematofobia, o medo de sangue, e a claustrofobia, o medo de espaços fechados. Outros envolvem sinais físicos intensos de medo, como uma crise de pânico, quando um surto repentino de tremedeira, suor, falta de ar e dores no peito e a sensação de morte iminente imitam o que muitos de nós achamos que acontece durante um ataque cardíaco. No caso de outros tipos, como o transtorno de ansiedade generalizada (TAG), as preocupações consomem o tempo e a atenção da pessoa, fazendo com que ela evite situações que antes costumavam ser prazerosas e causando dificuldades de foco e desempenho no trabalho.

Pense no caso de Kabir, que começou a exibir sinais de ansiedade intensa aos 15 anos. No início, ele só tinha medo de falar em sala de aula. Quando precisava fazer alguma apresentação, passava dias preocupado, sem dormir e se recusando a comer. Ele ficou doente de preocupação. Como resultado, foi perdendo cada vez mais dias de aula e suas notas caíram. Não demorou muito para essa preocupação extrema e constante se estender para situações fora da escola, como quando ele foi convidado para uma festa e na ocasião em que ia participar de uma competição de natação. Em um intervalo de meses, Kabir parou de fazer as duas coisas e acabou com as poucas amizades que tinha. No fim do ano, ele sofria de crises intensas de pânico, com sensações de palpitação no peito e sufocamento tão fortes que ficava convencido de que estava tendo um infarto.

Segundo padrões diagnósticos, Kabir passou de uma ansiedade intensa para o desenvolvimento de ansiedade social, TAG e síndrome do pânico. Não importam os rótulos escolhidos, ele *não* foi diagnosticado porque sentia ansiedade e preocupação extremas, mas porque se tornou incapaz de ir à escola, de participar de atividades e de manter as amizades. Sua forma de lidar com a preocupação e a ansiedade começou a interferir em sua capacidade de seguir com a vida.

O principal problema de pessoas diagnosticadas com transtornos de ansiedade não é apenas sentir ansiedade intensa, mas o fato de que as ferramentas à sua disposição para diminuir essa sensação não são eficientes – Kabir, por exemplo, comia e dormia mal, faltava às aulas, abandonou os esportes e se isolou dos amigos. Essas soluções só servem para evitar ou eliminar a ansiedade, e acabam piorando tudo. Em outras palavras, apesar de a ansiedade ser uma emoção útil, os sintomas dos transtornos de ansiedade são piores que inúteis – eles nos atrapalham de verdade.

Portanto, não podemos dizer que estamos em meio a uma crise de saúde pública por causa da ansiedade, mas sim por causa dos mecanismos que usamos para lidar com ela.

Pense na ansiedade como um alarme de incêndio, que avisa quando a casa está pegando fogo. E se, em vez de sair correndo e ligar para os bombeiros, nós simplesmente ignorássemos o alarme, tirássemos as pilhas dele e evitássemos os lugares da casa em que ele toca mais alto? Em vez de escutarmos a informação essencial que o alarme emite – onde há fumaça, há fogo! –, fingimos que não está acontecendo nada. Assim, em vez de aproveitar o alarme para apagar o incêndio, ficamos apenas torcendo e rezando para a casa não ser tomada pelo fogo. Isso não quer dizer que seja sempre fácil dar ouvidos à ansiedade. Uma ansiedade intensa e persistente pode sobrecarregar nossa capacidade de captar as informações úteis que ela pode nos oferecer. Ou acabamos não escutando porque resolvemos que a única forma de fazer as coisas é aguentando as ondas de adrenalina rotineiras causadas pela ansiedade. Porém, quando acreditamos que vale a pena dar ouvidos a ela, quando a investigamos em vez de crucificá-la, quebramos esses ciclos nocivos e entendemos que algumas formas de responder a ela diminuem seu nível na escala, enquanto outras – especialmente ignorá-la – a aumentam de formas inimagináveis. E aí, quando vamos ver, nossa casa está *mesmo* tomada pelas chamas.

É claro que a dificuldade para encontrar formas de lidar com a ansiedade não é o único fator para torná-la debilitante. Em muitos casos, adversidades e experiências de estresse crônico e contínuo têm um papel importante. Às vezes, a vida não dá trégua, e qualquer um de nós sentiria uma ansiedade intensa e opressiva se estivesse nessas situações. Mas dizer que estamos passando por uma crise na forma como lidamos com a ansiedade não desmerece esse fato, porque, não importam os motivos por trás disso, mudar nossos mecanismos para enfrentar a ansiedade faz parte da solução. E dar ouvidos ao que a ansiedade nos diz – acreditar que as informações que ela traz podem ser valiosas – é o primeiro passo para encontrar essa resposta.

Acreditar que vale a pena escutar o que a ansiedade nos diz pode ser mais fácil do que pensamos. Imagine que você tenha se candidatado a presidente de uma organização política e precise fazer um discurso de campanha. Você tem três minutos para preparar seus comentários e depois precisará falar por três minutos. A apresentação será feita diante de um grupo de jurados e será gravada para ser comparada com os vídeos dos outros candidatos.

Caso tenha um diagnóstico de ansiedade social, você deve viver com medo de ser julgado pelos outros. Você já é duro demais consigo mesmo e se sente desconfortável só de tentar pensar nas suas características positivas. Então toda essa experiência vai parecer uma verdadeira tortura.

Enquanto assistem à sua apresentação, os jurados franzem a testa, cruzam os braços, balançam a cabeça e exibem outros sinais não verbais desanimadores. Após o que parece uma eternidade, seu discurso finalmente acaba. Com certeza, você merece um descanso agora. Porém suas provações ainda não acabaram.

Agora você é informado de que precisa solucionar um problema matemático complicado diante do mesmo grupo de jurados: em voz alta, você deve contar a partir de 1.999 de trás para a frente, de 13 em 13, o mais rápido possível. Os avaliadores chamam sua atenção sempre que você faz uma pausa, dizendo: "Está contando muito devagar. Por favor, acelere o ritmo. Ainda resta algum tempo. Prossiga." Sempre que você erra, alguém diz: "Incorreto. Recomece de 1.999, por favor." Até uma pessoa confiante nas próprias habilidades matemáticas ficaria nervosa.

Na verdade, essa minissessão de tortura foi retirada de uma famosa pesquisa chamada teste de estresse social de Trier, ou TSST na sigla em inglês.[5] O experimento foi criado há mais de 40 anos e gera estresse e ansiedade em quase todos os participantes, mas é uma experiência especialmente dolorosa para quem sofre de ansiedade social – o coração dispara, a respiração acelera, você sente um frio na barriga, as palavras se embolam. Seria razoável concluir que esses sinais mostram que você não está lidando muito bem com o desafio.

Mas e se, antes de fazer o TSST, você aprendesse a esperar suas reações à ansiedade e fosse informado de que elas na verdade são sinais de que você está energizado, preparando-se para encarar o desafio que virá? Você fica sabendo que a ansiedade evoluiu para ajudar na sobrevivência dos nossos ancestrais, levando sangue e oxigênio a músculos, órgãos e ao cérebro para que funcionem no máximo de sua capacidade. E, só para o caso de não ter se convencido, você lê alguns estudos científicos impressionantes que apresentam provas dos vários aspectos positivos da ansiedade.

Se você descobrisse isso tudo antes de passar pelo temido TSST, será que seu comportamento durante o teste seria diferente?

Em 2013, pesquisadores de Harvard responderam a essa pergunta.[6] Seu trabalho mostrou que quando assistiam a uma aula sobre as vantagens da ansiedade, participantes com ansiedade social relatavam se sentirem menos ansiosos e mais confiantes. A diferença entre suas reações fisiológicas era ainda mais impressionante. Em geral, quando passamos por momentos de forte ansiedade e estresse, nosso coração acelera e os vasos sanguíneos se contraem. No entanto, quando os participantes da pesquisa encaravam suas reações físicas à ansiedade como algo benéfico, seus vasos sanguíneos permaneciam mais relaxados e sua frequência cardíaca ficava mais estável. O coração deles ainda disparava – mesmo que você esteja preparado, o TSST sempre será difícil –, mas seus batimentos eram mais parecidos com o ritmo saudável de momentos de concentração e interesse, quando demonstramos coragem ao enfrentar desafios.

Esse estudo mostrou que basta mudar nossa forma de encarar a ansiedade – enxergando-a como uma vantagem, e não como um fardo – para o corpo fazer a mesma coisa.

O problema e a solução

Nesta era de pandemia, polarização política e mudanças climáticas catastróficas, muitos de nós se sentem atarantados pela ansiedade em relação ao futuro. Para lidar com isso, aprendemos a tratar essa emoção da mesma forma que tratamos quaisquer outros incômodos: queremos preveni-la, evitá-la e erradicá-la a todo custo.

À medida que os cientistas aprendem cada vez mais sobre a ansiedade, por que a prevenção e o tratamento da ansiedade debilitante – os transtornos de ansiedade – não acompanham a evolução das pesquisas sobre doenças físicas? É evidente que centenas de livros, milhares de estudos científicos rigorosos e 30 ansiolíticos diferentes não estão dando conta do recado. Por que nós, profissionais da saúde mental, fracassamos desse jeito?

A verdade é que não estamos encarando a questão da maneira certa. O problema não é a ansiedade, mas o fato de que nosso jeito de ver as coisas nos impede de acreditar que podemos lidar com ela e até usá-la em benefício próprio – como os participantes do experimento do TSST aprenderam. E quando nossas crenças pioram a ansiedade, corremos um risco ainda maior de desenvolver condições debilitantes e transtornos.

Quando Scott Parazynski saiu para o vazio do espaço, completamente focado e determinado, foi a ansiedade que o deixou pronto para o pior. Mesmo antes da missão, ela permitiu que ele se preparasse para um momento de perigo que poderia nem acontecer. Mas ele sabia que um desfecho infeliz era possível, assim como um resultado triunfal, então treinou por meses, aprimorou suas habilidades e consolidou a confiança entre todos da equipe.

A ansiedade pode ser difícil, perturbadora e até apavorante. Ao mesmo tempo, pode ser uma aliada, uma vantagem e uma fonte de engenhosidade. Porém, para mudarmos nossa perspectiva, teremos que desconstruir e reconstruir a história dessa emoção. Isso exige uma jornada, passando pelos corredores da academia e os teatros do mundo, por sermões medievais sobre o fogo do inferno e a vida durante uma quarentena de isolamento social, pelas telas de celulares que rolamos infinitamente e a mesa da nossa cozinha.

Mas se a ansiedade é tão maravilhosa assim, por que ela causa uma sensação tão ruim?

— 2 —
Por que a ansiedade existe

Estou no carro, parada no sinal. Ele fica verde e começo a andar, mas o veículo estacionado à minha esquerda subitamente sai da vaga na minha frente, perto o suficiente para bloquear meu caminho. Aperto a buzina. Ele continua andando, eu também, até o ponto em que passo a me importar mais com a pintura do meu carro do que em não deixar aquele cara me fechar. Enquanto ele sai na minha frente, grito algumas palavras pouco educadas e olho para ele com a cara fechada.

Eu não me senti vagamente irritada. Na verdade, fiquei furiosa, diria até que moralmente indignada. Meu coração começou a bater apressado, dava para sentir o sangue correndo nas minhas veias e meu rosto virou uma carranca. Meu corpo vibrava com energia, pronto para entrar em ação – mesmo que essa ação se resumisse apenas a gritar de raiva.

Essas mudanças não foram agradáveis. Elas me deixaram estressada, e fiquei com vergonha por não ter conseguido ser magnânima e ignorar a situação. Porém a raiva colocou todas essas reflexões intelectuais de lado, cumprindo exatamente o propósito para o qual a evolução a projetou: me deixou agressiva.

Vale notar que o outro motorista não fez muita diferença na minha vida; era apenas uma questão de ter um carro a mais ou a menos na minha frente. Mas minhas emoções instintivas acharam isso muito importante. A raiva me preparou para reagir com violência – *só por via das dúvidas*. Por sorte, nós, humanos, costumamos ser capazes de controlar nossas reações de acordo com as situações – uma habilidade crucial para a manutenção das sociedades civilizadas.

Quase por definição, a ansiedade e outros sentimentos negativos, como a raiva, causam uma sensação ruim. E é bom que seja assim.

Mais de 150 anos atrás, Charles Darwin chegou à mesma conclusão.

A lógica da emoção

Ao longo da história humana, as emoções negativas ganharam uma reputação ruim – sendo consideradas irracionais na melhor das hipóteses, e destrutivas na pior. Horácio, o poeta da Roma antiga, escreveu: "A raiva é uma loucura transitória." Porém, nos últimos 150 anos, descobrimos que emoções como medo, raiva e ansiedade *não* são apenas perigosas; elas também podem ser vantajosas. Emoções são ferramentas para a sobrevivência, forjadas e aperfeiçoadas ao longo de centenas de milhares de anos de evolução para proteger e garantir que os seres humanos – e outros animais – prosperassem. De fato, sob a perspectiva da teoria da evolução, as emoções são a materialização da lógica da sobrevivência.

As primeiras pesquisas de Darwin tratavam de geologia e da extinção dos mamíferos gigantes e foram conduzidas quando ele era um jovem aventureiro viajando pela costa da América do Sul a bordo do navio britânico *Beagle*. Esse trabalho de observação em regiões ainda inexploradas do hemisfério Sul o transformou no astro da comunidade científica e deu origem a suas primeiras ideias sobre evolução. No entanto, apenas 40 anos mais tarde, em *A expressão das emoções no homem e nos animais*, o terceiro e último livro da sua trilogia sobre a teoria da evolução, ele apresentaria suas percepções sobre o grande campo desconhecido da mente humana: as emoções.[7]

Ele já havia explicado os princípios da evolução em *A origem das espécies*[8] e defendido que humanos e primatas tinham um ancestral comum em *A origem do homem e a seleção sexual*.[9] Em *A expressão das emoções no homem e nos animais*, ele analisou as emoções da mesma maneira que fizera com as outras características universais encontradas nos animais: patas com membranas, formato da cauda, cor dos pelos ou das penas. Elas evoluíram no decorrer de longos períodos como adaptações que ofereciam vantagens a pressões ambientais. E foram mantidas e passadas para as gerações futuras quando beneficiavam a espécie. Em outras palavras: elas contribuíam para a sobrevivência do mais apto.

As emoções atendem aos critérios para serem consideradas adaptações vantajosas. Vejamos o exemplo de dois animais brigando por comida. Enquanto se preparam para se enfrentar, seus sentimentos intensos geram um repertório de reações físicas. Quando arqueia as costas e arrepia os pelos, um animal parece maior e mais forte. Quando exibe os dentes, franze a testa, emite sons raivosos ou ostenta os chifres, ele mostra ao outro que talvez não valha a pena brigar com um oponente tão forte. Esses sinais – demonstrações de agressão – aumentam diretamente as chances de o outro animal recuar, prevenindo assim atos de violência e evitando um potencial ferimento ou a morte. Transmitir esses sinais arquetípicos traz benefícios à espécie, assim como possuir a capacidade de interpretá-los. Todo mundo sai ganhando.

Darwin argumentava que, se as ações associadas a emoções fossem úteis, elas seriam repetidas e acabariam se tornando hábitos herdados pelos descendentes. Ele chamava isso de *princípio dos hábitos úteis associados*, e observou: "A força do hábito é notoriamente poderosa. Os movimentos mais complexos e difíceis podem, com o tempo, ser executados sem o mínimo de esforço ou consciência." Foi pela força do hábito que as expressões faciais associadas a emoções evoluíram. Por exemplo, a testa franzida da raiva impede a entrada de luz excessiva nos olhos, uma adaptação importante se alguém estiver no meio de uma briga e não puder ter a visão comprometida. Em contraste, erguer as sobrancelhas e arregalar os olhos aumenta o campo de visão, algo desejável quando alguém está amedrontado analisando os arredores. O nariz e a boca franzidos de nojo limitam a ingestão de substâncias potencialmente podres ou venenosas. Essas reações são úteis – funcionais –, e por isso passaram a ser executadas toda vez que certas emoções vinham à tona.

Em outras palavras, ações aprendidas por tentativa e erro e que causam prazer ou evitam a dor são adotadas para uso futuro porque são benéficas e ajudam o indivíduo a sobreviver. Essa ideia é a base da ciência comportamental moderna, muito influenciada por Darwin, e é chamada de *lei do efeito*: quanto mais uma ação leva a bons resultados, mais a repetimos.

Esses repertórios de sentimento-ação, como "medo-olhos arregalados" e "briga-demonstração de força", são adaptáveis e úteis, mas também afetam diretamente o sistema nervoso. Darwin escreveu, por exemplo: "Um homem ou animal aterrorizado ao ponto do desespero se torna dotado de uma força maravilhosa e é notoriamente perigoso no maior grau."

Esses efeitos acontecem muito rápido e de forma automática, e isso os torna valiosos para a sobrevivência. Eles não exigem tempo, planejamento ou mesmo muita energia. Simplesmente acontecem. E isso é bom, porque somos capazes de nos proteger em frações de segundo, como, por exemplo, quando temos o reflexo de pular para longe do perigo ao mesmo tempo que arregalamos os olhos para assimilar o máximo possível de informações sobre o que está acontecendo ao nosso redor, e depois decidir quais serão nossos próximos passos.

Outra vantagem imensa das emoções é que elas são sinais sociais, transmitindo informações cruciais para outros indivíduos da mesma espécie ou membros da mesma comunidade. De fato, seres humanos e outros animais são biologicamente programados para prestar atenção nas emoções dos nossos parceiros sociais quando eles reagem a nós, sabendo a diferença entre um olhar de amor e aprovação e um olhar de irritação ou decepção. Até mesmo bebês humanos ficam paralisados e alarmados ao ver o medo no rosto de um adulto. Eles sentem o perigo.

Em um experimento clássico da psicologia conhecido como o "precipício visual", um bebê se senta na extremidade de uma ponte feita de acrílico transparente a mais de um metro do chão.[10] Do ponto de vista do bebê, o acrílico é invisível – ele enxerga apenas uma queda abrupta até o chão. Na outra extremidade da ponte invisível, está a mãe. Se ela sorrir e gesticular para o bebê se aproximar, quase todos os bebês vão engatinhando até ela – ou seja, atravessando o que parece ser um grande espaço vazio. Mas quando a mãe expressa inquietação ou medo, o bebê permanece parado.[11]

Por que a ansiedade precisa causar uma sensação ruim

Darwin revolucionou nossa compreensão sobre o papel das emoções na vida. Hoje, em vez de serem encaradas como irracionais e prejudiciais, elas são vistas como úteis e adaptativas – mesmo as negativas. O segredo é dominá-las e conseguir utilizá-las como ferramentas.

A teoria da emoção funcional parte dessa premissa.[12] Ela divide as emoções em duas partes dinâmicas: avaliação e prontidão para agir.[13] É um conceito muito semelhante aos repertórios de sentimento-ação de Darwin, propondo que as emoções nos informam e nos motivam a fazer uma grande variedade de coisas úteis, como superar obstáculos, construir comunidades fortes e buscar segurança.

O primeiro componente, *avaliação*, considera se determinada situação é desejável ou não – ou seja, será que ela nos permite conseguir o que queremos ou evitar o que não queremos, sendo que ambos os resultados causam sensações boas? Pode parecer egoísta e hedonista, mas, sob uma perspectiva evolutiva, buscar sensações boas tende a promover o bem-estar e a sobrevivência. Meu iminente ataque de fúria no trânsito, por exemplo, se baseou na avaliação de que o outro motorista estava bloqueando minha capacidade de conseguir o que eu queria: andar logo e chegar em casa. Além disso, como percebi as ações dele como grosseiras e injustas, ele também obstruiu meu desejo de viver em um mundo civilizado, com pessoas atenciosas.

Devemos ter em mente que a evolução das emoções deve ter terminado muito antes de os seres humanos criarem substâncias viciantes perigosas e coisas que são gostosas mas obviamente nos fazem mal. Nesses casos, o hedonismo não é uma referência tão útil assim.

Como avaliações são interpretações de uma situação de acordo com sua importância para o nosso bem-estar, elas oferecem informações que determinam diretamente o segundo componente da emoção, a *prontidão para agir* – nossas respostas reflexas que nos fazem atuar de forma a conseguir o que desejamos. Então, quando minhas vontades foram frustradas pelo outro motorista, meu rosto, meu corpo e minha mente foram mobilizados. O sangue começou a correr mais rápido em minhas veias, minha atenção ficou focada num único ponto e transmiti sinais faciais que diziam *Não se meta comigo*. Se ele tivesse hesitado antes de enfiar o carro na minha frente, eu teria acelerado para passar direto. Se ele tivesse saído do carro para gritar comigo, como graças a Deus não fez, tenho certeza de que, naquele momento, no auge do meu 1,60 metro de altura, eu teria saltado também, confiante de que seria capaz de derrubá-lo numa briga. Sem julgar se essa seria uma avaliação realista ou uma atitude sensata – não seria –, minha raiva me dava uma chance de lutar.

Do ponto de vista funcional, a ansiedade é uma emoção fascinante, porque é parecida com o medo, mas contém qualidades da esperança. Assim como a esperança, ela envolve avaliações sobre um futuro incerto. Como resultado, a ansiedade é um alarme protetor, acionando o desconforto e a apreensão sobre a possibilidade de ameaças futuras. Mas também é um sinal produtivo, nos mostrando que existe uma discrepância entre o ponto em que estamos agora e aonde esperamos chegar, e que é preciso nos esforçar para evitar ameaças e alcançar nossos objetivos. Assim, a ansiedade ativa tendências de luta ou fuga da prontidão para agir, ao mesmo tempo que nos incentiva a trabalhar duro para conseguirmos aquilo que desejamos mas ainda não temos. Da mesma forma que a esperança, a ansiedade cultiva a resistência.

Nos momentos em que estamos encurralados, são poucas as emoções que nos mantêm focados no futuro de forma tão eficiente, nos dando energia e nos incentivando a alcançar nossos objetivos, passando por cima da exaustão e de obstáculos.

A ansiedade funciona bem *não* porque causa uma sensação maravilhosa, mas pelo motivo oposto: ela é útil porque causa uma sensação horrível. Ficamos nervosos. Preocupados. Tensos. Fazemos praticamente qualquer coisa para parar de nos sentir assim. Isso se chama *reforço negativo* – acabar com essa sensação *é* a recompensa. A ansiedade nos leva a tomar atitudes que nos protegem e nos impulsionam na direção de objetivos produtivos, e isso, por sua vez, reduz a ansiedade, sinalizando que nossas ações foram bem-sucedidas. Isso faz com que ela, com seu próprio sistema embutido de autodestruição, seja um dos nossos melhores mecanismos de sobrevivência.

Se pensarmos na ansiedade – e em outras emoções desagradáveis – apenas como algo a ser reprimido e controlado, deixamos de enxergar o fato de que ela basicamente se resume a informações. Imagine que você está há alguns dias sentindo uma ansiedade difusa, sem motivo aparente. Você tenta ignorá-la, manter a calma e seguir em frente, mas está começando a se incomodar. Então resolve ouvir o que ansiedade tem a lhe dizer. Você repassa uma lista mental: o que está me incomodando? Foi a briga que tive com meu marido? Não, nós já fizemos as pazes. É o prazo final do trabalho que está chegando? Não, isso está sob controle. Será que é porque meu refluxo piorou muito e estou sentindo dor de estômago há cinco dias? Ah, é *isso*. Bingo.

Ao identificar a fonte da sua ansiedade, você descobre informações úteis. E sabe quais providências tomar. Após marcar a consulta no médico, a ansiedade já começa a diminuir. Você está no caminho certo. Depois, quando conversa com o médico e cria um plano para solucionar o problema, ela desaparece. Missão cumprida. A ansiedade fez seu trabalho.

No entanto, se você descobrisse que há um problema grave com a sua saúde, ela voltaria – e o incentivaria a tomar outros passos necessários para lidar com a doença. Sem a ansiedade, talvez você perdesse a oportunidade de sobreviver e prosperar.

Então ela *precisa* causar uma sensação ruim, precisa ser sempre um pouquinho desagradável – para chamar nossa atenção, nos informar e nos motivar a tomar uma atitude, nem que seja apenas para aliviar a ansiedade em si.

Isso não quer dizer que a ansiedade sempre nos leva a realizar ações boas e úteis. Ela pode nos incentivar a criar obsessões nada saudáveis. Ou o oposto: podemos aprender a ignorá-la – a procrastinar, a nos automedicar ou a ter outros comportamentos nocivos cujo único objetivo é silenciar essa emoção. Ainda assim, se o ser humano tivesse conseguido acabar totalmente com a ansiedade ao longo da evolução, a perda dessa importante emoção teria sido catastrófica.

Tente imaginar os humanos pré-históricos sem ansiedade, pensando principalmente no presente, sem jamais se preocupar ou sonhar com o futuro se estivessem com a barriga cheia e o corpo confortável. Sem a ansiedade, nossa espécie poderia ter sido extinta muito tempo atrás. Nós certamente nunca teríamos nos tornado animais capazes de avanços científicos e tecnológicos, que viajaram para o espaço e criaram obras artísticas de beleza transcendental. Por que nos daríamos a esse trabalho? Poderíamos apenas viver um dia de cada vez, sem nenhum motivo para sentir apreensão, entusiasmo, curiosidade ou esperança. Nesse sentido, a ansiedade surgiu do fogo da evolução para nos levar ao ápice da nossa humanidade. Apenas aqueles que olham além do presente e pensam no futuro são capazes de construir civilizações.

O cérebro emocional

A teoria da evolução ajuda a explicar por que algumas emoções são compartilhadas pela maioria dos animais, enquanto outras parecem ser exclusivamente humanas. Podemos detectar algo semelhante ao medo em ratos, identificar sinais de luto e tristeza em elefantes, cachorros e primatas, e interpretar raiva na ferocidade de predadores. Como Darwin escreveu,[14] citando *Henrique V*, de Shakespeare:

Porém, quando as rajadas da guerra soarem nos vossos ouvidos,
Procureis imitar o tigre:
Enrijeçais os músculos, chameis o sangue,
Empresteis os olhos ao aspecto terrível;
E ranjais os dentes, dilatais as ventas.

Emoções como o medo aparentemente evoluíram nos nossos ancestrais anteriores aos mamíferos, cujo cérebro possuía as mesmas estruturas responsáveis por detectar e responder a ameaças que estão envolvidas no medo humano. Isso também vale para respostas emocionais agressivas e defensivas ligadas a regiões como o hipotálamo, que controla funções físicas essenciais ao ativar a reação de luta ou fuga, ou o sistema nervoso simpático.

Por outro lado, emoções associativas, como o amor pela prole, têm mais chances de terem evoluído para ajudar na sobrevivência dos mamíferos, que exigem cuidados prolongados durante a infância indefesa (ao contrário de outros animais, como répteis e anfíbios, que abandonam os filhotes antes mesmo do nascimento, e pássaros, que expulsam os bebês do ninho assim que eles aprendem a voar). Emoções sociais mais elaboradas, como a culpa e o orgulho, a ternura e a vergonha, parecem ter evoluído entre os primatas sociais – humanos e talvez os chimpanzés e grandes símios –, já que, ao nos manterem unidos à nossa tribo, poderiam ser úteis para dissuadir comportamentos ruins e sociopatas.

Nós consideramos o medo uma forma mais antiga e primitiva da ansiedade, enraizada em estruturas cerebrais como a amígdala, que faz parte do cérebro límbico, ou "emocional". Entretanto, a amígdala – devido ao seu formato, essa palavra é derivada do termo grego que significa "amêndoa", *amygdalē* – é muito mais do que o centro do medo; ela é um terminal central que conecta as áreas sensoriais, motoras e de tomada de decisão do cérebro. A amígdala é ativada quando ficamos com medo ou ansiosos, mas também nos alerta sobre coisas que nos chamam a atenção, novidades e incertezas – qualquer coisa diferente que possa nos afetar. Quando ficamos diante de algo novo ou ambíguo, como alguém nos encarando com uma expressão difícil de interpretar, a amígdala se ativa. Mas quando recebemos uma recompensa, ela também entra em ação. É por isso que não podemos associá-la apenas à negatividade; ela é o centro mental que nos ajuda a lidar com as oscilações entre o medo e o desejo. Considerada uma parte importante do sistema de recompensas do cérebro, a amígdala tem um papel poderoso na estruturação daquilo que aprendemos e lembramos sobre coisas boas e ruins, assim como sobre as decisões que tomamos sobre elas.

Um dos neurotransmissores essenciais por trás do sistema de recompensas – e da ansiedade – é a dopamina. O trabalho da dopamina é levar e trazer informações do sistema de recompensas para outras áreas do cérebro envolvidas em coisas como o processo de tomada de decisão, a memória, os movimentos e a atenção. Ela costuma ser descrita como o "hormônio do bem-estar", porque é liberada quando uma pessoa faz algo que lhe dá prazer, como se alimentar, usar drogas, fazer sexo ou dar uma olhada no Instagram. No entanto, picos de dopamina não apenas ocorrem após atividades gratificantes, como também as antecipam, ativando áreas do cérebro que nos motivam a ir atrás dessas recompensas. É por isso que, apesar de a dopamina não causar prazer da mesma forma que outros hormônios, como as endorfinas, ela é fortemente associada aos vícios.

Os pesquisadores estão descobrindo agora que a dopamina não é liberada apenas por coisas viciantes e prazerosas.[15] A ansiedade também a libera. Por quê? A ansiedade motiva as pessoas a buscar resultados bons e gratificantes e a fugir dos ruins. Esse neurotransmissor é liberado quando um resultado desejado é alcançado, mas também quando sentimos alívio com a diminuição subsequente da ansiedade. O alívio da dopamina sinaliza esses dois prazeres, mostrando que é bom fazer as coisas com ansiedade e nos motivando a continuar tomando atitudes efetivas quando ela vem à tona.

A ansiedade consegue integrar com sucesso o medo – cuja base é o cérebro límbico – e os sistemas de recompensa, mas também precisa da contribuição da camada exterior e mais recente do cérebro, o córtex cerebral. Uma parte dele, o córtex pré-frontal, se torna ativa quando invocamos *funções executivas*, como a inibição de ações, o controle de atenção, a memória de trabalho e a tomada de decisões. Essas funções são constantemente recrutadas e ativadas durante experiências de ansiedade para direcionar e regular todas as facetas da nossa resposta emocional – as avaliações, as tendências da prontidão para agir e as sensações causadas pelas emoções. A amígdala também se comunica com áreas do cérebro que nos permitem recorrer a lembranças e pensamentos para que possamos entender a ansiedade e colocá-la no contexto de quem somos e das coisas com as quais nos importamos – regiões como o hipocampo, que auxilia o aprendizado e a memória de longo prazo, e a ínsula, que participa da consciência e da autoconsciência.

Em outras palavras, apesar de ser um componente central do cérebro emocional, a amígdala não existe em meio ao vazio; ela é um terminal interconectado, dentro de uma rede de regiões cerebrais e das capacidades pelas quais cada uma é responsável. É a isso que estamos nos referindo quando falamos *rede neural*. As regiões mais recentemente evoluídas do cérebro, como o córtex pré-frontal, regulam o cérebro límbico, que é mais velho e inclui a amígdala. O córtex pré-frontal é mais lento e mais deliberativo, enquanto a amígdala é mais ágil e automática para podermos navegar por um mundo cheio de perigos, recompensas e incertezas – coisas em que precisamos prestar atenção para sobreviver.

O mesmo vale para a ansiedade; ela não é simplesmente gerada pela parte antiga, automática e reflexa do cérebro que regula o medo. Tampouco pode ser associada apenas ao córtex evoluído, deliberativo e cognitivamente sofisticado. Ela é a interseção e o equilíbrio entre os dois.

Ansiedade e a biologia da ameaça

Parte essencial à neurociência da ansiedade, o cérebro defensivo é uma rede coordenada de regiões que trabalham juntas para detectar ameaças reais ou potenciais e coordenar nossos esforços para nos defender do perigo.[16] Isso inclui as áreas do cérebro que acabamos de discutir, como a amígdala e o córtex pré-frontal, mas também estruturas como a substância cinzenta periaquedutal (PAG, na sigla em inglês), que ajuda a controlar comportamentos automáticos de luta ou fuga.

Essa rede cerebral defensiva nos permite assimilar e rememorar ameaças com rapidez e eficiência. Se um cachorro morder você na segunda-feira, suas respostas cerebrais defensivas serão acionadas mais rapidamente quando você se deparar com o mesmo cachorro – ou qualquer outro – na quinta. Essas respostas nos deixam nervosos e nos preparam para a possibilidade de levarmos outra mordida. Elas também são uma base para o aprendizado: aprendemos a tomar mais cuidado com cães e a detectar sinais de agressividade neles. O benefício disso é óbvio.

Porém essa vantagem defensiva pode se tornar excessiva. Quando o medo de cachorros se torna um transtorno de ansiedade – cinofobia –, começamos a considerar que qualquer cachorro representa perigo. Se não conseguimos ver a diferença entre um cão de guarda rosnando e um filhotinho fofo, isso indica que nossos sinais de ameaça e segurança estão embaralhados, como uma linha cruzada. Superestimamos os perigos em potencial, ficamos constantemente em alerta e acabamos analisando nosso entorno à exaustão, tentando entender por que nosso alarme interior continua apitando.

Quando isso acontece, podemos desenvolver o que os psicólogos chamam de *viés de ameaça*.[17] Trata-se do hábito inconsciente de enxergar o mundo sob uma perspectiva negativa – estar constantemente em busca de sinais de ameaça ou perigo, ficar presos nas informações ruins que conseguimos detectar e ignorar as evidências de que na verdade estamos sãos e salvos.

Imagine o seguinte: você está dando uma palestra na frente de uma centena de pessoas. Ao olhar para a plateia, você imediatamente se fixa na pessoa que está franzindo a testa ou, Deus me livre, dormindo. Em um instante, é como se ninguém mais existisse. E você deixa de ver as outras 99 pessoas que parecem interessadas, sorrindo e assentindo. Esse foco na pessoa que exibe sinais negativos é o viés de ameaça. O resultado é que você fica extremamente alerta para outros feedbacks negativos, ignorando todas as evidências de que está fazendo um bom trabalho. Nesse momento, no entanto, isso não é algo consciente – você só sabe que está nervoso e prestes a fracassar.

Assim como acontece com outros vieses, o viés de ameaça é um aprendizado evoluído, um parâmetro rápido e automático do cérebro para avaliar o que está acontecendo na nossa vida. Ele pega carona na nossa habilidade instintiva de detectar ameaças de forma automática e rápida – que é a missão central do cérebro defensivo. Porém o viés de ameaça causa um desequilíbrio nas coisas em que prestamos atenção, de forma que passamos a preferir enxergar a negatividade em detrimento da positividade. Quando se torna um hábito, o viés de ameaça deixa nossa resposta de luta ou fuga em ponto de bala e faz a sensação de ansiedade disparar.

O exemplo dos rostos na multidão é ilustrativo, porque a resposta do cérebro à expressão humana é um aspecto essencial do viés de ameaça. Rostos estão entre as coisas mais fascinantes para o nosso cérebro. Em questão de milissegundos, por reflexo, conseguimos identificar e decodificar os aspectos mais sutis de uma expressão facial. Não seríamos capazes de impedir esse processo nem se quiséssemos. Há até uma região do cérebro especializada nessa tarefa: o giro fusiforme. Darwin previu isso há muito tempo; os seres humanos que sobreviveram e prosperaram (e, portanto, passaram seus genes adiante) foram os que conseguiam decodificar rostos humanos. Algumas expressões são especialmente atraentes para o cérebro; prestamos mais atenção em feições de raiva, por exemplo, porque sinalizam perigo. O problema é que a ansiedade crônica pode distorcer nossa capacidade de julgar o que é perigoso ou não.

Pesquisas no meu e em outros laboratórios revelaram que a compreensão do viés de ameaça pode nos ajudar a prever se a ansiedade saudável acabará evoluindo para um transtorno. O mais importante não é nossa atenção ser tomada pela negatividade, mas o que fazemos com essa informação. Ficamos encarando nossas anotações, sem nunca elevar o olhar? Ou encaramos a plateia em busca de rostos sorridentes? Em outras palavras: usamos a ansiedade para direcionar nossa atenção para as recompensas?

Imagine que você esteja sentado diante de uma tela de computador, olhando para uma série de rostos, alguns demonstrando raiva; outros, alegria; e alguns neutros. É uma tarefa enganosamente fácil, capaz de identificar pessoas muito ansiosas. Podemos aprender muito a partir dela. Usando o rastreamento ocular, uma tecnologia que acompanha o olhar, e o eletroencefalograma (EEG), que avalia como o cérebro reage a expressões, documentamos o viés de ameaça – e o fato de que uma grande proporção de pessoas ansiosas presta atenção *demais* nas feições raivosas e ameaçadoras.[18] Além disso, os participantes que sofrem de ansiedade mais severa prestam atenção de *menos* nos rostos felizes – da mesma forma que o palestrante do nosso exemplo. A maneira como usamos ou não uma das fontes mais ricas de positividade e recompensas – nossas conexões sociais de apoio – tem um impacto imenso na ansiedade.

O cérebro social e a ansiedade

Estar na presença de entes queridos alivia a ansiedade. Intuitivamente, faz sentido, mas o que está por trás disso?

A ansiedade modifica a química do nosso corpo de modo a nos direcionar para as outras pessoas. Ela aumenta muito os níveis de cortisol, o hormônio do estresse. Mas também é um gatilho para o cérebro produzir oxitocina, o chamado *hormônio das conexões sociais*. O objetivo desse neurotransmissor é estabelecermos conexões com os outros. É o hormônio que produzimos quando estamos apaixonados e, quando mulheres dão à luz, ele ajuda não apenas no processo do parto, mas também na construção da conexão emocional entre mãe e recém-nascido. A oxitocina nos faz desejar estar perto das pessoas que amamos. Assim, ao estimular sua liberação, a ansiedade nos incentiva a nos conectar com as pessoas.

Some-se a isso o fato de que a oxitocina tem efeitos ansiolíticos no cérebro. Estudos mostram que o aumento dos níveis de oxitocina no sangue diminui drasticamente os níveis de hormônios de estresse e reduz a atividade da amígdala – isso é o que acontece quando você toma medicamentos ansiolíticos como os benzodiazepínicos. Os efeitos da oxitocina são tão poderosos que pesquisadores começaram a estudar seus potenciais usos terapêuticos no tratamento de transtornos de ansiedade.

Agora que já entendemos como nos conectamos e como o nosso cérebro se tranquiliza biologicamente, como isso se manifesta na vida real? Como estar na presença de entes queridos alivia a ansiedade de formas mais mensuráveis? No começo da década de 2000, uma observação clínica simples porém sagaz inspirou algumas novas ideias sobre o assunto. Um militar veterano estava fazendo terapia para tratar seu transtorno de estresse pós-traumático. Havia anos ele se recusava a buscar tratamento, dizendo que não precisava de psicólogo. Mas sua esposa, que o acompanhava naquele dia, finalmente o convencera a tentar. Aos poucos e de maneira hesitante, o paciente começou a compartilhar suas dolorosas lembranças da guerra. Toda vez que ele ficava agitado e queria ir embora, sua esposa esticava o braço e segurava sua mão com carinho. Cada vez que isso acontecia, ele recuperava o ânimo e continuava falando para lidar com seus traumas. Com o tempo, a terapia o ajudou.

Essa experiência fez com que o terapeuta, que também era neurocientista clínico, começasse a pensar no impacto da conexão social sobre a ansiedade de jeito diferente. Alguns anos depois, em 2006, ele e seus colegas da Universidade de Wisconsin resolveram colocar a ideia à prova.[19] Os pesquisadores recrutaram voluntários para participar de um estudo em que teriam um motivo bem concreto para se sentirem ansiosos: eles receberiam choques elétricos aleatórios em uma máquina de ressonância magnética.

Como se o potencial de levar um choque já não fosse ameaçador o suficiente, estar dentro de uma máquina de ressonância magnética – um tubo enorme cercado por um ímã supercondutor – tornava tudo ainda mais assustador. Os participantes deitaram em uma maca e foram posicionados no equipamento, que era extremamente barulhento, o tempo todo emitindo sons que pareciam marteladas rápidas.

Um terço dos participantes entrou na máquina assustadora,

barulhenta e claustrofóbica sem companhia. O restante recebeu permissão para segurar a mão de um desconhecido ou de seu parceiro amoroso. As pessoas que seguraram a mão do próprio parceiro apresentaram os menores níveis de atividade nas regiões do cérebro associadas à ansiedade: a amígdala e uma região específica ligada ao gerenciamento de emoções – o córtex pré-frontal dorsolateral. Mas isso aconteceu apenas com os casais que relatavam ter um ótimo relacionamento. Os que tinham uma relação ruim demonstraram maior atividade cerebral associada à ansiedade *e* níveis mais elevados de hormônios do estresse do que os participantes felizes no relacionamento. Os voluntários que seguraram a mão de um desconhecido demonstraram uma maior atividade cerebral associada à ansiedade, envolvendo ainda mais regiões, como o córtex cingulado anterior. E o último grupo, que encarou a ameaça dos choques por conta própria, sem ninguém para segurar sua mão? Esses tiveram os maiores níveis de ativação cerebral em todas as regiões. O cérebro deles se esforçou muito para lidar com a ansiedade.

Esse estudo ilustra como a conexão social, mesmo quando superficial, é capaz de aliviar a ansiedade. A mera presença de outras pessoas, mas especialmente de entes queridos, ajuda o cérebro a lidar com o estresse de uma ameaça. Isso se chama *apoio social*, ou *social buffering*: como os seres humanos evoluíram em grupos, aprendemos desde cedo a contar uns com os outros, de forma que gastamos menos energia emocional e nos beneficiamos ao encarar dificuldades juntos, e não sozinhos. Todo desafio se torna mais difícil quando estamos socialmente isolados.

Um exemplo extremo é o confinamento solitário na prisão. Nos Estados Unidos, a prática foi introduzida por quacres no começo do século XIX, com o objetivo de oferecer tempo e espaço para que os prisioneiros fizessem autorreflexões e penitências. No entanto, não demorou muito para começarem a observar a desintegração alarmante que vemos hoje: prisioneiros batendo com a cabeça na parede, se cortando, tentando suicídio. Os quacres logo encerraram a prática (mas nós, não). Nossa necessidade de conexão social é tão fundamental que se tornou óbvio que o confinamento solitário é uma forma de tortura, que torna as pessoas mais ansiosas, antissociais, desumanizadas e agressivas do que antes.

Algumas das primeiras pesquisas sobre isolamento social foram conduzidas pelo psicólogo Harry Harlow na década de 1950. Filhotes de macacos-rhesus foram isolados na escuridão por até um ano após o nascimento. Depois de liberados do isolamento, eles demonstraram transtornos psicológicos e sociais graves, inclusive autoisolamento contínuo, ansiedade e inibição. Os danos eram irreversíveis. Acredita-se que esse experimento, que acertadamente recebeu o nome de "poço do desespero" e é considerado antiético segundo os padrões atuais, tenha aberto as portas para o movimento de libertação animal.[20]

Quando carregamos o peso da ansiedade sozinhos, corremos o risco de ficar presos no poço do desespero, como os pobres filhotes do experimento de Harlow. A ansiedade não pode ser separada da nossa evolução social. Sabemos, no fundo do nosso DNA, que uma das melhores formas de lidar com situações difíceis é compartilhando a carga emocional com vários cérebros – nossa rede social –, seja por meio do simples ato de segurar a mão de alguém, seja pela infinidade de maneiras pelas quais buscamos e oferecemos apoio social.

A ansiedade vai muito além da trindade luta, fuga e medo. Ela é o pacote completo, protetora e produtiva, nos orientando rumo a recompensas e nos conectando à tribo. Ela faz isso *porque* é desconfortável. Somos programados para perceber esse desconforto e não gostar dele, o que nos motiva a dar ouvidos às informações oferecidas pela ansiedade e tomar as providências necessárias para melhorar a situação. A ansiedade contém uma simetria linda, fractal; ela evoluiu para nos oferecer tudo de que precisamos, tanto para nos guiar e nos motivar a mudar situações em nosso benefício, quanto para lidar com seu mal-estar intrínseco.

Ao recrutar aspectos da nossa biologia que não costumamos associar – a ameaça, a recompensa e os sistemas de conexão social –, ela nos ajuda a encarar a incerteza inerente do mundo. A ansiedade, assim como a esperança, nos oferece a resistência para seguirmos em frente e o foco e a energia para irmos atrás dos nossos desejos. Quando as encaramos dessa forma, entendemos que a ansiedade e a esperança não são sentimentos opostos, mas dois lados da mesma moeda.

— 3 —
De olho no futuro
Escolha sua aventura

A ansiedade pelo futuro leva o homem
a questionar as causas por trás das coisas.
— Thomas Hobbes, *Leviatã*[21]

Uma grande escada em espiral sobe pelo saguão bem iluminado, flanqueada por esculturas de leões tibetanos em posição de guarda. Pinturas de mandalas e estátuas do Buda estão belamente posicionadas ao longo do espaço. À direita há algo que parece um pouco fora de lugar no Museu de Arte Rubin, que se dedica às culturas dos Himalaias: uma parede imensa, metade azul, metade vermelha, coberta do chão ao teto com centenas de cartões brancos. Ao me aproximar, vejo que há algo escrito em cada cartão, como uma exposição de mensagens secretas. Não estou sozinha nessa descoberta. Minha filha de 6 anos, Nandini, corre até a parede, lê alguns cartões, olha ao redor e – como sempre – é a primeira a entender o que é aquilo: "Querem que *a gente* faça a obra de arte!"

Em uma mesa próxima há pilhas de cartões, alguns marcados com "Sinto esperança porque...", outros com "Sinto ansiedade porque...". Nandini pega um cartão da esperança e completa a frase com uma das palavras que aprendeu a escrever: "amor". Toda orgulhosa, ela pendura o cartão em uma das dezenas de ganchos presos à metade azul da parede. Os que estão ao lado dizem "Sinto esperança porque...": "Não importa quanto você se sinta sozinho, o mundo se presta à sua imaginação"; "Pessoas que tiram notas ruins também podem ser bem-sucedidas"; "Ela disse 'sim'!"

No lado vermelho da parede estão vários cartões marcados com "Sinto ansiedade porque...", completados por frases como: "Não sei o que fazer"; "O racismo está destruindo a gente"; "Não sei se vou encontrar o amor outra vez"; "Minha filha está passando por dificuldades"; "Desprezo a sabedoria porque ela me dá falsas esperanças."

Meu filho de 9 anos, Kavi, ficou o tempo todo analisando a colcha de retalhos de cartões e observou um padrão interessante – em muitos casos, os cartões da ansiedade são idênticos aos da esperança: "Sinto ansiedade porque tenho uma entrevista de emprego" e "Sinto esperança porque tenho uma entrevista de emprego"; "Sinto ansiedade porque as pessoas estão brigando por política" e "Sinto esperança porque as pessoas estão brigando por política".

Ele me pergunta: "Como podemos sentir ansiedade e esperança pelo mesmo motivo?"

Com essa obra, chamada *Um monumento para os ansiosos e esperançosos*, os visitantes observam como a ansiedade e a esperança estão interligadas, como elas vão e vêm como uma onda, às vezes se alimentando, às vezes ecoando uma à outra ou se contradizendo, sempre seguindo lado a lado para nos levar ao futuro que imaginamos. Como um dos criadores do monumento descreveu: "Tanto a ansiedade quanto a esperança são definidas por um momento que ainda está por vir."

Em outras palavras, a ansiedade e a esperança nos transformam em viajantes do tempo mentais, seguindo direto para o futuro.

A ansiedade moldou o curso da história humana. Para compreender como isso aconteceu, primeiro precisamos explorar as mudanças radicais na espécie humana que nos permitem senti-la e em seguida dar uma olhada nas variações de pensamentos sobre o futuro que determinam como convivemos com a ansiedade e o que alcançamos com ela.

Mente no futuro e futuro na mente

Foi apenas há alguns milhões de anos, num pequeno pontinho da tela da nossa história evolutiva, que nós, *Homo sapiens*, desenvolvemos um cérebro grande, nos diferenciando assim de nossos ancestrais *Homo habilis* e *Homo erectus*. Mas grande quanto? Quase o triplo do tamanho do que ocupava o crânio desses ancestrais. Acontece que não foi o cérebro inteiro que inflou como balão, apenas uma parte muito especial: o córtex pré-frontal. É essa região que nos ajuda a controlar emoções e comportamentos. Apenas essa função já justificaria o aumento na energia necessária para sustentar um cérebro maior. Porém o córtex pré-frontal também permite que os seres humanos realizem algo que nenhum animal é capaz de fazer: ultrapassar os limites entre pensamento e realidade, imaginando coisas que não estão acontecendo. Em outras palavras, graças a ele, os cérebros humanos são simuladores da realidade. Podemos vivenciar situações na nossa mente antes de tentá-las na vida real. Podemos imaginar eventos que não aconteceram, reviver momentos do passado e visualizar possíveis desfechos de experiências antes que elas ocorram.

A capacidade de simular a realidade e de imaginar a nós mesmos tanto no passado quanto no futuro está no mesmo patamar dos polegares opositores em termos de vantagens evolutivas, e permitiu que deixássemos de ser habitantes de cavernas para nos tornarmos criadores de civilizações. Quando podemos ensaiar nossas ações, somos capazes de imaginar tudo que pode dar errado, tomar decisões melhores e entender como alcançar o futuro que desejamos e precisamos.

Nós usamos a simulação mental o tempo todo, tanto para tomar decisões bobas quanto para lidar com os desafios mais difíceis. Parece uma boa ideia contar algumas piadas antes de informar ao chefe sobre a previsão de perdas de rendimento da empresa – só para descontrair? Ninguém precisa experimentar isso na prática para saber que provavelmente seria uma péssima ideia. Atletas de elite, desde primeiras bailarinas até atletas olímpicos, simulam mentalmente apresentações e competições como uma parte essencial do treinamento. O campeão olímpico Michael Phelps visualizava noite e dia os detalhes de cada competição futura – exatamente o que precisaria fazer em cada mergulho, braçada e volta, assim como potenciais problemas, desde óculos embaçados até a desclassificação. Ele estava pronto para a melhor e a pior das hipóteses depois de visualizar as possibilidades e se preparar para qualquer coisa.

Obrigada, córtex pré-frontal.

Variedades do pensamento sobre o futuro

Apesar de muitas pessoas argumentarem que o segredo da felicidade é *viver o aqui e agora* – sem necessidade de qualquer simulação –, nossa impressionante capacidade de imaginar o futuro oferecida pelo córtex pré-frontal traz vantagens imensas. A ansiedade, que nos energiza e motiva a nos importar com o que está por vir, pode nos ajudar a nos deixar preparados para tudo. Mas é a rica variedade do pensamento humano sobre o futuro que determina o que fazemos com nossa ansiedade – se nos aproveitamos dela ou se ela é que se aproveita de nós.

A maneira como pensamos no futuro tende a variar entre nuances de otimismo e pessimismo, e entre acreditar que estamos no controle de tudo ou que somos vítimas do destino. A ansiedade se encaixa nessas nuances de forma surpreendente.

Todo mundo sabe o que é otimismo – a suposição de que o futuro provavelmente será favorável e que teremos mais conquistas e sucessos do que contratempos. A maioria das pessoas tende a ser otimista. Pergunte a um jovem adulto, como muitos estudos já fizeram: "Em comparação com outras pessoas da sua idade, do mesmo gênero e com circunstâncias semelhantes, qual é a probabilidade de você receber um prêmio em reconhecimento das suas conquistas, conseguir um bom emprego, casar com o amor da sua vida e viver até depois dos 80 anos? E qual é a probabilidade de você desenvolver alcoolismo, ser demitido, contrair uma infecção sexualmente transmissível, se divorciar ou morrer de câncer de pulmão?" Grande parte das pessoas acredita que a probabilidade dos resultados positivos se concretizarem na vida delas está bem acima da média, e dos negativos, abaixo da média, apesar do fato de, estatisticamente, a resposta correta ser que nossas chances são apenas isso mesmo: chances.[22]

O otimismo apresenta vantagens evidentes para a vida real, como aumentar a motivação, dar mais fôlego aos esforços para alcançar nossos objetivos e elevar nosso bem-estar. Mas visualizar um futuro positivo não *necessariamente* nos torna mais felizes e bem-ajustados. Em certos casos, é até possível que o otimismo possa fazer mais mal do que bem.

Um exemplo disso se chama *indulgência positiva*, quando fantasiamos com um futuro desejado, mas não o conectamos com a realidade do presente.[23] Nós pensamos *Quero um emprego que me faça feliz e pague bem*, mas esquecemos que não temos diploma nem habilidades úteis e que não queremos trabalhar mais do que 20 horas semanais. Nunca pensamos em como sair de um ponto e chegar ao outro. Quando nos perdemos nessas fantasias, ficamos menos propensos a nos comprometer com objetivos futuros e planejamos menos estratégias para superar os obstáculos. Nós nos entregamos a esse tipo de fantasia porque ela traz um bem-estar momentâneo – pesquisas mostram que tendem até a melhorar o humor no curto prazo –, porém, a longo prazo, isso aumenta as nossas chances de fracassar e ficar remoendo a dor emocional do fracasso.

Como ser otimista é prazeroso, costumamos supor que não é saudável pensar sobre o futuro com pessimismo. Acreditamos que esse lado sombrio do pensamento sobre o futuro nos deixará mais ansiosos e deprimidos e que nos impedirá de alcançar nossos objetivos. Mas a verdade é mais complexa que isso.

O pessimismo pode levar a resultados bons ou ruins. Os aspectos negativos do pessimismo ficam bem evidentes quando observamos suas manifestações extremas, que costumam acompanhar transtornos de ansiedade:

PENSAMENTOS CATASTRÓFICOS: "Vai ser um desastre completo e absoluto."

METAPREOCUPAÇÃO, OU A PREOCUPAÇÃO SOBRE A PREOCUPAÇÃO: "Se eu ficar ansioso ou preocupado demais, isso vai me fazer mal ou fazer algo de ruim acontecer."

INTOLERÂNCIA À INCERTEZA: "O fato de o meu futuro ser desconhecido e imprevisível é apavorante e inaceitável; acontecimentos negativos podem ocorrer a qualquer momento."

Podemos observar esses padrões de pessimismo em uma variedade de transtornos de ansiedade.[24] O pensamento catastrófico, por exemplo, é comum entre sobreviventes de traumas, que costumam ficar presos em um ciclo angustiante em que sempre imaginam o futuro à luz de suas experiências passadas ("Quando eu me olhar no espelho amanhã, verei a cicatriz do ataque") ou de forma desastrosa no geral ("Vou ficar tão atordoado na entrevista para o emprego novo amanhã que um segurança terá que me acompanhar para fora do prédio").[25] Então temos aqueles que sofrem de metapreocupação, como pessoas diagnosticadas com transtorno de ansiedade generalizada (TAG). Apesar de terem preocupações crônicas na esperança de antecipar ameaças e problemas para encontrar soluções, essas pessoas também encaram a preocupação em si como um perigo e têm pensamentos como: "Vou enlouquecer de tanta preocupação"; "A preocupação está fazendo mal ao meu corpo"; "Preocupação pode causar ataques cardíacos."

Caso se torne um hábito, o pessimismo pode levar à *certeza pessimista*, algo realmente nocivo e que ocorre quando não apenas presumimos que coisas ruins vão acontecer, mas que seremos impotentes para consertá-las.[26] A certeza pessimista pode exacerbar ainda mais níveis já elevados de ansiedade e, ao passar para o outro lado da moeda – a certeza de que *coisas boas não vão acontecer* –, estabelece as condições ideais para o desenvolvimento de depressão e ideações suicidas.[27] Quando nos tornamos incapazes de enxergar um potencial de melhora, podemos começar a achar que não vale mais a pena viver.

Mesmo assim, pensar sobre futuros negativos também pode ser útil. Pesquisas sobre envelhecimento e doenças mostram que se concentrar em um dos maiores futuros negativos – nossa própria mortalidade – nos ajuda a aproveitar melhor o presente.[28] Entender que nosso tempo de vida é limitado, seja porque estamos velhos, seja por estarmos doentes, nos leva a priorizar objetivos saudáveis, como criar conexões emocionais fortes com amigos e parentes ou aproveitar atividades prazerosas. Pensar na inevitabilidade da morte nos motiva a buscar alegria no momento presente.

Portanto, em que ponto do espectro entre otimismo e pessimismo se encaixa a ansiedade? Surpreendentemente, ela tende a ficar no meio, porque não se resume apenas a futuros positivos ou negativos; ela nos obriga a encarar a incerteza.

Imagine que alguém peça a você para fazer o seguinte pelas próximas duas semanas, diariamente: "Por favor, tente visualizar, com a maior precisão possível, quatro acontecimentos negativos que realmente poderiam ocorrer com você amanhã. Pode ser qualquer coisa, desde problemas rotineiros até eventos muito graves. Por exemplo: 'Meu cabelereiro vai arruinar meu cabelo quando eu já estiver atrasada para o casamento da Julie', ou 'Quando eu tomar banho de manhã, a água vai ficar gelada de repente', ou 'Vou conversar com meu médico sobre o resultado dos meus exames e descobrir que meus problemas de visão são causados por um tumor.'"

No entanto, as instruções também poderiam ser: "Por favor, tente visualizar, com a maior precisão possível, quatro acontecimentos neutros e rotineiros que podem ocorrer amanhã, coisas que poderiam passar despercebidas, como escovar os dentes, tomar banho, amarrar os cadarços, pegar um ônibus ou ligar seu computador."

Um estudo testou esses dois cenários com cerca de 100 pessoas.[29] Quando os participantes tiveram que imaginar acontecimentos negativos ao longo de duas semanas, o humor deles não mudou muito, sua ansiedade não aumentou nem sua felicidade diminuiu. Porém, quando tiveram que imaginar acontecimentos neutros, enfadonhos e rotineiros, sua ansiedade *diminuiu*.

Essa descoberta inesperada mostra que a incerteza – mais do que o pessimismo ou o otimismo – é o que torna a ansiedade desagradável. Isso acontece porque uma e outra estão tão intrinsecamente ligadas que até mesmo pensar ou planejar os eventos futuros mais corriqueiros, imemoráveis, porém previsíveis – coisas simples como escovar os dentes –, já viabiliza um controle melhor de nossos pensamentos ansiosos. Pessoas que adoram fazer listas – e eu me incluo nessa categoria – já sabiam disso.

Se uma das funções evolutivas da ansiedade é se concentrar na incerteza do porvir e nos motivar a tomar providências em relação a isso, então também possuímos outra característica útil ao pensamento sobre o futuro: precisamos acreditar que temos o poder, o controle, de mudar o futuro.

Quando pensamos no que está por vir, será que acreditamos que somos os narradores da nossa história ou que somos vítimas indefesas do destino? Esses são os dois extremos no espectro das crenças acerca do controle sobre o futuro em que todos nos encaixamos. O ponto em que nos encontramos nele a qualquer dado momento tem um forte impacto no nosso bem-estar emocional. Quando perdemos a crença em nossa capacidade de controlar o destino, podemos parecer realistas, mas também nos sentiremos mais deprimidos. Na psicologia, isso se chama *realismo depressivo*: ser mais triste, porém supostamente mais sensato. É um preço caro a pagar.

Por sorte, e apesar das provas em contrário, a maioria das pessoas prefere acreditar que *podemos*, sim, controlar o futuro, mesmo quando entendemos em termos racionais que isso é impossível. Pode parecer uma censura chamar isso de pensamento mágico, mas é exatamente o que é. Dezenas de estudos sobre as várias formas pelas quais acreditamos que podemos controlar o incontrolável mostram que quase todo mundo acredita que, se girarmos a roleta de determinada forma ou soprarmos os dados, a sorte levará à vitória. Um dos primeiros estudos dessa área mostrou que praticamente todos acreditam, no fundo da alma, que escolher os números do bilhete de loteria, em vez de deixá-

-los serem determinados aleatoriamente, aumenta as chances de vitória.³⁰ As mesmas ilusões de controle se aplicam a situações que não dependem apenas do acaso; temos certeza de que podemos transformar nossos sonhos em realidade e evitar desastres apenas com nossa força de vontade.

Isso acontece porque achamos normal receber o crédito por nossos sucessos e culpar fatores externos pelos nossos fracassos. Essa forma de interpretar os acontecimentos, que psicólogos chamam de *estilo atribucional interno-estável-global*,³¹ pressupõe que controlamos os acontecimentos positivos que ocorrem na nossa vida. Ele é interno-estável-global porque atribuímos eventos positivos aos nossos próprios esforços, e não aos dos outros (portanto interno, não externo), acreditamos que isso vai acontecer praticamente sempre (estável, não instável) e temos confiança de que o mesmo acontecerá em todas as situações da nossa vida (global, não específico). Essas atribuições se estendem para o futuro e representam o que podemos esperar do amanhã e de muitos outros amanhãs. Pense nisso como uma forma de gestão da incerteza: vez após outra, estudos mostraram que esse pensamento, que está basicamente equivocado, em geral acompanha uma vida emocional saudável.

Por outro lado, quando rejeitamos essas ilusões sobre o controle de acontecimentos positivos, temos uma chance maior de nos tornarmos deprimidos. A depressão chega a virar esse estilo atribucional saudável do avesso, de forma que passamos a acreditar que acontecimentos positivos ocorrem devido a causas externas, instáveis e específicas – o que significa que coisas boas acontecem por acaso, fora do nosso controle e apenas de vez em quando. É difícil se entusiasmar com um futuro como esse.

A ansiedade, em um contraste gritante com a depressão, estimula e incentiva o estilo atribucional interno-estável-global. Quando ficamos ansiosos, mesmo que de forma intensa, continuamos acreditando que podemos fazer coisas boas acontecerem na nossa vida. E a ação mental que realizamos para ajudar a ansiedade a cumprir seu papel é algo que conhecemos muito bem.

A preocupação.

A preocupação é a crença de que podemos controlar o futuro

A maioria das pessoas, entre as quais eu me incluo, usa as palavras *preocupação* e *ansiedade* como sinônimos no dia a dia. Porém, na psicologia, elas são consideradas duas coisas diferentes. A ansiedade é uma mistura de sensações físicas, comportamentos e pensamentos. As sensações – o frio na barriga, o aperto na garganta, a agitação – acontecem no corpo. Os comportamentos são o que fazemos quando nossa resposta a ameaças é ativada – lutar, fugir ou ficar paralisado.

Enquanto isso, nossos pensamentos tentam entender *por que* nos sentimos ansiosos e o que deveríamos fazer em relação a isso. Essa parte pensante é o que chamamos de preocupação. Ela tem uma causalidade que a ansiedade nem sempre possui. A ansiedade pode ser difusa, sem qualquer objeto ou foco aparente. Eu me sinto ansiosa, mas não entendo por quê, o que é incômodo, então tento me tranquilizar – respirando fundo, por exemplo, ou talvez, numa estratégia menos sensata, tomando uma taça de vinho. A preocupação, por outro lado, é nítida e direcionada: Estou preocupada de não conseguir pagar o aluguel. Estou preocupada com a possibilidade de morrer da mesma doença que meu avô. Quando nos preocupamos, ainda podemos recorrer à taça de vinho, torcendo para que ela ajude, mas também estamos preparados para tomar uma atitude realmente útil, como perguntar: o que devo fazer agora?

Ao nos preocuparmos, começamos a aprender a lidar com situações que geram ansiedade. Preciso entender como conseguir mais dinheiro para pagar o aluguel. Preciso ir ao médico e fazer exames para saber se tenho a tal doença ou não. A preocupação é agitada, persistente e implacável, porque seu objetivo, seu único propósito, é nos ajudar a entender como lidar com ameaças e fazer as coisas darem certo no fim da história.

Você pode se sentir ansioso *sem* se preocupar, como acontece quando a ansiedade é difusa e vaga, difícil de compreender, mas não é possível se preocupar sem estar ansioso. Para estudar esse assunto, pesquisadores precisaram ensinar as pessoas a se preocupar, pedindo que invocassem ideias e pensamentos específicos.[32] A sensação da ansiedade tendeu a acompanhá-los. As orientações foram as seguintes:

POR UM MOMENTO, CONCENTRE-SE NAS SENSAÇÕES DO SEU CORPO: *sua respiração, seus batimentos cardíacos, seus músculos (concentre-se nos músculos dos ombros e do rosto) e na sua postura sentado ou de pé (tensa ou relaxada). Em seguida, concentre-se nos seus pensamentos: o que está se passando pela sua cabeça neste momento?*

AGORA LISTE TRÊS COISAS QUE LHE CAUSAM ANSIEDADE E ESCOLHA A MAIS INTENSA. DEDIQUE UM MINUTO INTEIRO A PENSAR APENAS NESSE GATILHO DE ANSIEDADE MAIS INTENSO. REFLITA SOBRE ELE DE VERDADE. SEJA O MAIS VÍVIDO POSSÍVEL: *visualize imagens, detalhes, o pior que pode acontecer e a sua reação.*

QUANDO O MINUTO ACABAR, VOLTE A SE CONCENTRAR NO SEU CORPO. SEU CORAÇÃO ESTÁ MAIS ACELERADO, VOCÊ SENTE FRAQUEZA OU CALOR, TENSÃO OU SECURA NA GAR-

GANTA? SUA RESPIRAÇÃO ESTÁ MAIS RÁPIDA OU MAIS AGITADA, ESTÁ SENTINDO UM FRIO NA BARRIGA?

Dá para perceber que a preocupação não causa sensações muito boas. Ela piora facilmente a ansiedade, levando nossa mente a se concentrar em problemas e incertezas, ativando respostas físicas de luta ou fuga. Mas, já que nos sentimos mal quando nos preocupamos, por que continuamos fazendo isso? Porque existe um aspecto específico dela que causa uma sensação extremamente positiva: quando nos preocupamos, sentimos que estamos *fazendo alguma coisa*. Nos momentos em que estamos ansiosos, a preocupação costuma aparecer para acelerar nosso processo de simulação mental do futuro, nos forçando a planejar o que fazer a seguir. E como é gostoso acreditar que podemos controlar o futuro, continuamos nos preocupando.

Compreendi em primeira mão a natureza pensante-planejadora-controladora da preocupação com uma das experiências que mais despertaram ansiedade na minha vida: a descoberta da cardiopatia congênita do meu filho.

Quando eu estava grávida do meu primeiro filho, Kavi, descobrimos que ele sofria de uma condição séria que exigiria uma cirurgia no coração em seus primeiros meses de vida. Pode parecer óbvio que fiquei preocupada diante dessa notícia. Menos óbvio é o fato de a preocupação – embora exaustiva – ter se tornado uma das minhas melhores amigas durante o ano entre o diagnóstico, a cirurgia e a recuperação do meu bebê antes mesmo de ele completar seis meses. O pavor que eu sentia não ajudava em muita coisa. Minha ansiedade difusa era um pouquinho mais útil, porque me dava energia para seguir em frente. No entanto, a preocupação causada pela ansiedade permitiu que eu me informasse sobre os perigos que meu filho encararia se não recebesse a intervenção médica necessária. A preocupação me levou a entender como aumentar as chances de ele passar por uma cirurgia bem-sucedida e minimizar as probabilidades do pior desfecho imaginável.

Minhas preocupações eram incomensuráveis. Ainda durante a gravidez, eu me preocupava com o prognóstico e tinha medo de que ele nascesse muito frágil. Eu ficava tentando imaginar como seria cuidar de um bebê doente; eu queria ser como uma nadadora olímpica, mas da maternidade, imaginando cada braçada da provação que seria a emergência médica do meu filho. Entrei no modo de coleta de informações: li todos os trabalhos científicos que já tinham sido publicados sobre a doença de Kavi, examinei minuciosamente os blogs da comunidade de cardiopatias congênitas, fiz um milhão de perguntas aos médicos e enfermeiros durante as consultas semanais do pré-natal, analisando a evolução dele por meio de ultrassonografias e ecocardiogramas.

A preocupação me ajudou a planejar tudo. Marcar a operação para alguns meses após o nascimento, e não para logo depois do parto, daria ao coração dele tempo para se tornar maior e mais forte, então contratamos uma enfermeira pediátrica para estender o tempo que cuidaríamos dele em casa. Tive a preocupação de achar o melhor cirurgião possível. Encontramos alguns maravilhosos e tivemos que escolher entre eles – seria melhor optar pelo mais simpático e atencioso ou pelo que todo mundo nos dizia que manteria o foco e a mão firme mesmo que uma bomba explodisse na sala ao lado? (Optamos pela mão firme.) Toda semana, eu imaginava a melhor e a pior das hipóteses, conversava com especialistas sobre tudo que poderia acontecer e tentava, dentro do possível, planejar cada detalhe dos cuidados que ele necessitaria. E, é claro, me preocupava: como conseguiríamos enfrentar aquilo tudo?

No fim das contas, a preocupação nos ajudou a atravessar essa dificuldade. Ao mesmo tempo que permitiu que eu me preparasse com muita eficiência, também me ajudou a sobreviver emocionalmente, porque nunca deixei de acreditar que, se eu planejasse, trabalhasse e pensasse o suficiente, nosso filho sobreviveria e ficaria bem – embora eu também soubesse que o controle total sobre o futuro é uma ilusão. Minha preocupação foi minha crença de que poderíamos lutar pela sobrevivência do nosso filho diante de uma doença que seria uma sentença de morte pouquíssimo tempo atrás.

Não me leve a mal; a preocupação nem sempre é útil. Quando ela é crônica e extrema, atrapalha mais do que ajuda nossa capacidade de criar o futuro que desejamos. Por exemplo, a preocupação é um componente essencial do transtorno de ansiedade mais comum, o transtorno de ansiedade generalizada (TAG). Séculos atrás, a TAG era chamada de *pantofobia*, ou o medo de tudo. Isso faz sentido, porque as pessoas com esse diagnóstico se preocupam aleatoriamente – com acontecimentos mundiais, finanças, saúde, aparência, familiares, amigos, estudos, trabalho. A preocupação acaba consumindo boa parte do tempo do indivíduo. Generalizada, ela também é incômoda por parecer incontrolável e persistente, como uma máquina em moto-perpétuo dentro da nossa cabeça. É um rolo compressor apavorante, que parece capaz de nos levar a um colapso mental ou físico.

Pesquisadores da Universidade Penn State ilustraram esse perigo em um estudo de 2004.[33] Eles pediram a pessoas diagnosticadas com TAG que fizessem duas coisas completamente opostas: primeiro, se preocupar com algo que realmente as incomodasse, e em seguida se concentrar completa e calmamente na própria respiração para relaxar. Durante o segundo exercício, elas registravam se ainda se sentiam distraídas com preocupações insistentes. O resultado foi que, mesmo nesse momento, os participantes permaneciam atormentados por preocupações intrusivas, pela incapacidade de se concentrar e pela sensação de inquietação, tensão e exaustão. Em outras palavras: eles não conseguiam se desligar das próprias preocupações. Em sua forma mais extrema, o hábito se torna tão automático que nos preocupamos até em momentos de segurança e relaxamento.

Escolha sua aventura

Pensar no futuro pode ser útil ou pode nos atrapalhar, mas lançar a mente em direção a momentos que ainda não chegaram sempre mexe com as emoções; podemos sentir o *frisson* da incerteza, um aumento no foco e o coração acelerado, ou uma pequena explosão de adrenalina à medida que nos preparamos para encarar o desconhecido. A mente entrou no tempo futuro, em que a incerteza, a ansiedade e a esperança moram juntos.

Por sua própria natureza, essa simulação nos enche de energia. O passado e o presente são incapazes de causar essa agitação ou premência em nós. A ansiedade nos diz que pode ser uma péssima ideia ficar esperando o futuro acontecer, então é melhor criar logo o resultado que desejamos. Funciona quase como um daqueles livros do tipo *Escolha sua própria aventura*.

Depois que a data da cirurgia do meu filho foi marcada, meu cérebro começou a trabalhar, fazendo planos: vamos agendar um carro de aplicativo e partir para o hospital às seis da manhã. Isso vai nos dar tempo de sobra, e não precisaremos nos preocupar em dirigir. Depois que passarmos pela recepção, vamos conversar com um enfermeiro e poderei fazer todas as perguntas que ainda tiver. Na verdade, vou anotar as perguntas na noite anterior, só para o caso de me dar branco quando chegarmos. Depois da conversa com o enfermeiro, o anestesista vai explicar o procedimento e dar um sedativo a Kavi para que ele durma. Isso será um alívio; não quero pensar se ele vai ficar com medo. Será que eu deveria carregar o Kavi até a sala de cirurgia? Será melhor ou pior se a mãe dele o entregar para a equipe?

Se você quiser carregá-lo, vá para a página 20. Se o seu marido fizer isso, pule para a página 53.

Talvez não seja adequado fazer piada com essa situação. Mas imaginar o que vai acontecer em seguida e então escolher os caminhos possíveis a tomar é enxergar a cirurgia do meu filho no tempo futuro. Preocupações e planos vêm para o primeiro plano da mente. Meus pensamentos são rápidos. Apesar de ser apenas uma simulação mental, meu coração acelera como se estivesse se preparando para o acontecimento em si. Sinto pontadas de ansiedade, esperança, temor, confusão e outras coisas enquanto encaro o futuro incerto, porém também me sinto mais focada. Quando finalmente volto ao momento presente – me dando uma folga para não me perder completamente no vórtice das preocupações –, não me esqueci do perigo que vamos encarar, mas me sinto duplamente preparada para fazer todo o possível para garantir um bom resultado.

Vivencio a cirurgia de formas muito diferentes na perspectiva dos tempos passado e presente. No presente, enfrento uma enxurrada de pensamentos e percepções, emoções e ideias – algumas sobre a operação, outras sobre coisas diversas: "Ah, não, carregá-lo até a equipe cirúrgica é uma péssima ideia. Não sei se vou conseguir deixá-lo lá. E essa sala enorme, iluminada, cheia de instrumentos brilhantes de metal. Vou acabar vomitando ou desmaiando. Não posso vomitar no médico! Certo, nenhum desastre aconteceu, ele está na sala de operação. Só preciso manter em mente que vai dar tudo certo. Temos o melhor cirurgião. Esse tipo de cirurgia é moleza para ele. Agora só preciso ir para a sala de espera. Está tão quieto aqui. Tem gente conversando baixinho no canto. Cadê o meu marido? Ah, ali. Que bom que nossos amigos e parentes vieram ficar com a gente. Eca, que café horroroso. Ele está me deixando mais enjoada ainda. Por que não paro de tomá-lo? Quanto tempo já passou? Uma hora? Três horas? Aquele lá abrindo a porta é o cirurgião? A operação acabou? Não. É ele? Não. Agora? Não. Quando vai acabar? Por que estão usando um perfume tão forte?" Minha mente está a mil por hora.

No tempo passado, por outro lado, o tempo desacelera e se expande enquanto conto e reconto a história da cirurgia para mim mesma. Em uma versão da história, me concentro na minha infinidade de sentimentos: o puro medo que senti enquanto esperava, as cenas dolorosas que surgiam na minha mente enquanto eu imaginava o médico abrindo o peito de Kavi, quebrando suas costelas e parando seu coraçãozinho para conseguir operá-lo, minha exaustão crescente à medida que as horas passavam e, felizmente, o alívio inenarrável de quando o cirurgião finalmente veio nos contar que a cirurgia tinha ocorrido como o esperado. Em outra versão do passado, existem detalhes e imagens peculiares que marcaram aquela experiência: a limpeza da sala de espera, a visita do anestesista, que recomendou – eu juro – que esperássemos numa lanchonete da esquina que fazia sanduíches ótimos – como se fôssemos conseguir comer! –, o instante em que a porta abriu e não era o cirurgião, como esperávamos, mas um amigo querido, e nos sentimos muito reconfortados, e, depois da cirurgia, quando Kavi se recuperava tão bem no hospital, veio o momento de certeza de que não apenas daria tudo certo, como ele também cresceria bem. Quanto mais penso e rememoro os detalhes positivos do passado, revendo os mesmos momentos, acrescentando detalhes e interpretações sobre situações diferentes, melhor me sinto. Gosto de me sentar e mergulhar na história do passado, como se ele fosse um banho morno.

O tempo passado, lento e narrativo, nos oferece a capacidade de criar uma história confortável o suficiente para que possamos contá-la. O tempo presente é um fluxo tortuoso de experiências, serpenteando pelo caminho. Mas o tempo futuro é dinâmico, cheio de energia, disparando rumo a um final que ainda não aconteceu mas que desejamos tornar realidade.

O paraíso perdido

A condição essencial da ansiedade é o tempo futuro. Quando estamos ansiosos, a pergunta "O que vai acontecer em seguida?" contém ao mesmo tempo fatores positivos e certo grau de perigo. É como se o futuro fosse um sinal fraco de rádio. À medida que vamos girando o botão, tentando encontrar o ponto certo, a ansiedade nos incentiva a sintonizar o canal que representa nosso futuro preferido. De fato, o maravilhoso cérebro humano – nosso simulador de realidade – evoluiu para que não nos deparássemos com o futuro de repente, mas o imaginássemos para conseguirmos criá-lo.

É por isso que, se quisermos sentar e relaxar, o tempo futuro provavelmente não será a melhor opção. Como veremos no capítulo 10, esse é o reino do tempo presente. Mas se, em vez disso, quisermos resolver as coisas e planejar situações importantes, nenhuma opção será melhor do que o futuro – contanto que nas doses certas. É isso que faz com que a ansiedade seja tanto protetora quanto produtiva e a torna uma força primordial que incentiva a engenhosidade e as conquistas humanas. No começo deste capítulo, meu filho Kavi perguntou: "Como podemos sentir ansiedade e esperança pelo mesmo motivo?" Minha resposta foi: "Só ficamos ansiosos quando algo é importante para nós. E existem muitas coisas importantes."

Ironicamente, como veremos na próxima seção, algumas das nossas maiores conquistas – linguagem, filosofia, religião e ciência – constantemente vêm corroendo nossa capacidade de usar a ansiedade para ir atrás das coisas que são importantes para nós. Nossas crenças atuais sobre a ansiedade quase conseguiram fazer com que ela deixasse de ser uma vantagem e se transformasse em uma desvantagem. Quase.

PARTE II

Como nos enganamos sobre a ansiedade

— 4 —

A história de que a ansiedade é uma doença

Como vimos, a ansiedade não é apenas um pontinho em nossa tela emocional; os seres humanos foram *feitos* para se sentirem ansiosos. A ansiedade está embutida em nosso mecanismo antigo de defesa biológica e intrinsecamente conectada à nossa necessidade profunda de conexão humana. É ela que nos diferencia de outros animais. Na sua ausência, provavelmente não nos tornaríamos construtores de civilizações nem teríamos sobrevivido enquanto espécie.

Mas parece que nossa relação com ela desandou. Hoje, no século XXI, quando olhamos para nós mesmos, vemos que consideramos até as manifestações mais leves de ansiedade um fardo indesejado. Temos tanto medo dela que faríamos tudo para fugir dela ou eliminá-la.

Nós a tratamos como uma doença.

Não foi do dia para a noite que a ansiedade deixou de ser uma emoção vantajosa e se tornou uma doença indesejada. Levamos mil anos para nos enganarmos a ponto de acreditar que esse triunfo evolutivo é uma doença que está nos levando por um caminho tortuoso rumo à loucura e ao terror. Para contar essa história, temos que voltar às origens da ciência médica moderna, na Idade das Trevas.

A visão medieval da ansiedade

No começo da Idade Média na Europa ocidental, o Império Romano estava nos estágios finais do seu colapso e a Igreja Católica havia ocupado o ponto central na vida das pessoas, impondo suas regras sobre tudo: a forma de rezar, o que comer, quando trabalhar e até o que pensar da vida, da morte e da vida após a morte.

Na época, o significado da palavra *ansiedade* não era nem de perto o que é hoje. As pessoas a encaravam como uma sensação física representada nas origens etimológicas do termo – *angere*, "sufocar" em latim, e *angh*, do ainda mais antigo idioma protoindo-europeu, que significava "dolorosamente constrito". Também ao contrário dos dias de hoje, em que usamos a palavra indiscriminadamente para descrever qualquer sensação de inquietação ou preocupação, os termos medievais quase nunca eram introduzidos em conversas comuns – *anxietas* em latim, *anguish* em inglês, *anguisse* em francês e *angst* em idiomas germânicos e escandinavos.

A Igreja, no entanto, mudou isso tudo ao tornar a ansiedade uma parte fundamental da vida espiritual. *Ansiedade* tornou-se a palavra favorita para descrever o sofrimento angustiado da alma, limitada pelo pecado, ardentemente ansiando pela redenção e apavorada com as torturas eternas do inferno, capturadas com detalhes muito vívidos no poema épico de Dante Alighieri do século XIV, *A divina comédia*.[34]

De fato, as primeiras linhas de *Inferno*, o primeiro livro de *A divina comédia*, evocam uma ansiedade sobrenatural, com o protagonista, o peregrino Dante, perdido em uma floresta escura e começando sua jornada apavorante pelos nove círculos do inferno e do purgatório, a caminho do paraíso:

> *Na metade do caminho de nossa vida,*
> *Me vi em uma selva escura,*

Tendo perdido o verdadeiro caminho.
Ai de mim! Como é difícil descrever
Como era tão selvagem, cruel e amarga a floresta,
Que a sua simples lembrança me traz de volta o medo.
(Inferno, canto I, 1-6)

Cada círculo concêntrico do inferno é uma cidade estruturada de acordo com torturas específicas, como um espaço urbano planejado, abrigando pecadores cada vez piores quanto mais Dante desce – desde lagos de fogo e areias ardentes até crucificações, enterros em covas abertas e submersão em bile. Escrito no italiano vernacular e ilustrado com imagens chocantes, *Inferno* descreve, com a linguagem cotidiana, as agonias eternas que os pecadores sofrerão na vida após a morte. Com os horrores do inferno e a ameaça de danação agora dominando a mente medieval, a ansiedade se tornou uma companheira familiar. Ela se junta às outras abstrações fundamentais dos sermões de domingo, como esperança, fé, consciência, pureza e salvação.

À medida que a ansiedade foi ganhando uma relevância mais espiritual, a forma como ela era vista também mudou. Agora, os cuidadores da alma, os padres católicos, prescreviam e administravam intervenções como confissões, penitências e orações. Como Santo Agostinho ensinou: "Deus pode aliviar vossos problemas apenas se, em meio à ansiedade, vos entregardes a Ele."

Esse conceito de ansiedade como uma condição espiritual que necessitava o alívio divino se tornou comum por todo o Sacro Império Romano-Germânico, que se espalhava pelo que hoje são 48 países, partindo da Escócia, descendo por toda a Europa e chegando à Ásia e ao norte da África. No entanto, outra mudança de paradigma daria mais um empurrãozinho na ansiedade em sua jornada ao longo da história.

Iluminado ou não, aí vou eu

No século XVII, ideias sobre liberdade e individualismo incentivaram as pessoas a questionar velhas tradições e antigas autoridades. *Sapere aude* – atreva-se a saber – era o lema do Iluminismo. Pensadores e cientistas desafiaram as restrições da Igreja, e frequentemente eram queimados em fogueiras por conta disso. Eles usavam as ferramentas do empirismo, da observação científica e da matemática para explicar os mistérios do mundo natural e alcançar novas façanhas tecnológicas.

Uma das obras mais importantes dessa era foi *A anatomia da melancolia*, escrita em 1621 por Robert Burton, que era um erudito e, às vezes, bibliotecário.[35] Apesar de apresentar seu trabalho como um livro de medicina, a visão geral e enciclopédica de patologias da emoção poderia ser incluída tanto na categoria de ciência quanto na de filosofia e literatura. Ao mesmo tempo que consistia em citações de autoridades médicas antigas, como Hipócrates e Galeno, a obra também era carregada de observações empíricas, estudos de caso e representações solidárias de agonias emocionais. A melancolia não se limitava à depressão, mas englobava a ansiedade e uma série de transtornos físicos, alucinações e delírios. Burton até incluiu na sua lista a melancolia religiosa, ou os defeitos no sentimento religioso de "ateus, epicuristas e infiéis".

O objetivo de Burton era desconstruir e dissecar a melancolia, primeiro em termos de causas e sintomas e depois em relação à sua cura, como seria o esperado ao tratar-se de qualquer outra doença. Suas observações não são tão diferentes das nossas visões modernas sobre transtornos de ansiedade, que assolam suas vítimas com preocupações, deixando-as doentes de ansiedade, fervilhando até o "vil demônio do medo" deixá-las "vermelhas, pálidas, trêmulas, suando, com ondas súbitas de frio e calor pelo corpo, com palpitações no coração, sofrendo de síncopes, etc.". Ele descrevia pessoas se tornando "perplexas e estupefatas pelo medo".

Burton era um candidato improvável para o título de "primeiro psiquiatra sistemático", como foi descrito pelo finado historiador franco-americano Jacques Barzun. Seus estudos em Oxford levaram um tempo incomumente longo para serem concluídos, talvez devido a um episódio de melancolia. Sua educação prolongada e exaustiva incluiu quase todas as ciências do seu tempo, de psicologia a fisiologia, astronomia, teologia e demonologia – todos aplicados em seu livro *A anatomia*.

A obra digressiva e labiríntica foi reimpressa pelo menos cinco vezes durante a vida do autor e lida por eruditos ao longo de séculos, inclusive por Benjamin Franklin, John Keats (que alegava considerá-la seu livro favorito), Samuel Taylor Coleridge, O. Henry, o artista Cy Twombly e o escritor Jorge Luis Borges. Samuel Beckett e Nick Cave referiram-se a ela com admiração.

A anatomia da melancolia é um trabalho seminal na transformação da ansiedade em uma doença. Porém as reviravoltas filosóficas dos séculos XVII e XVIII levariam essa ideia um passo adiante, associando o infernal "vil demônio do medo" de Burton não à alma, mas à mente, e argumentando que emoções irracionais só podem ser controladas por pensamentos racionais. Essa, afinal de contas, ficaria conhecida como a era da razão, quando a fé nas explicações da Igreja começava a enfraquecer.

Ainda assim, a nova mente do pós-Iluminismo – capaz de pensar, imaginar o futuro e construir a realidade – também era uma mente vulnerável, carente da certeza medieval da fé. A ansiedade surgia nessas brechas, onde o livre-arbítrio batia de frente com as vicissitudes do destino aleatório e das paixões imprevisíveis. Gerações futuras chamariam isso de *angústia existencial*.

De fato, aqueles que passavam por essa mudança de paradigma frequentemente pagavam o preço da ansiedade. No século XVIII, a Inglaterra era a sociedade mais liberal, progressista e moderna do mundo. Mas também era o lugar em que a ansiedade e os problemas de saúde mental pareciam onipresentes. Nessa época, eram altíssimas as taxas de suicídio, que passou a ser chamado de "a doença inglesa". Parecia que aquela sociedade livre e desimpedida havia, como François-René de Chateaubriand escreveu no fim do século XVIII, ficado "doente de ansiedade e indecisão".

Para muitos no mundo ocidental, o fato de que a mente era livre, mas separada da alma celestial, era inegável, porém também insuportável. Agora, havia a necessidade de novos e modernos cuidadores da alma. Os primeiros psicólogos e psiquiatras – chamados de *alienistas* e *mentalistas* – atenderam ao chamado. Eles consolidariam e tornariam inevitável a história de que a ansiedade é uma doença.

A medicalização da ansiedade: da frenologia ao "homem dos ratos"

Com o despertar do século XIX, a comunidade médica estava muito preocupada com o tratamento das então conhecidas como enfermidades da mente – os transtornos mentais. Teorias pseudocientíficas como a frenologia, que se baseava na análise de calombos no crânio para prever características emocionais e de personalidade – deram início ao debate do "somatogênico" *versus* "psicogênico". O primeiro argumentava que os transtornos mentais se originavam no cérebro e no corpo, do latim *soma*, como qualquer outra doença. O lado psicogênico rebatia, defendendo que deviam ter origem em estados psicológicos e em experiências como os traumas. No final do século XIX, Sigmund Freud era o defensor mais conhecido e influente da psicogenia, apesar de, por ser médico de formação, ter adotado anteriormente a perspectiva somatogênica, que acreditava que a ansiedade e os transtornos mentais eram fenômenos puramente biológicos.

Independentemente de sua origem psicológica ou biológica, a ansiedade era o principal foco do movimento crescente que buscava tratar transtornos mentais com terapias e medicamentos padronizados. Isso representava um avanço, já que, antes, os episódios de ansiedade eram vistos como crises de nervosismo e tratados com sais de cheiro e até exorcismos.

A histeria era um dos diagnósticos de ansiedade mais comuns no século XIX. Originada da palavra grega para "útero", era considerada um problema feminino resultante de um "útero perambulante", que se movia sem rumo pelo corpo e bloqueava a circulação saudável dos "humores". Excessivamente emotiva e irracionalmente nervosa, a pessoa histérica sofria com uma mistura estranha de sintomas tão diversos quanto falta de ar, desmaios, paralisia, dor, surdez e alucinações. Apesar do crescente conhecimento médico sobre quão pouco plausível era a existência de um útero itinerante, Freud e seus seguidores ofereciam tratamentos frequentes para a histeria. Mas faziam isso com relativo rigor científico, usando psicoterapia para lidar com memórias e desejos reprimidos que acreditavam ser o motivo por trás da histeria.

Embora o tratamento clínico da histeria e de outras formas de ansiedade estivesse se tornando cada vez mais comum e aceito, livros de psicologia e psiquiatria escritos em língua inglesa só adotaram o uso da palavra a partir da década de 1930, e apenas após a tradução do tratado *Hemmung, Symptom und Angst*, escrito por Freud em 1926, e publicado em inglês como *O problema da ansiedade* a partir de 1936.[36] É interessante que Freud, como seus compatriotas falantes do alemão, tenha usado o termo *angst*, palavra conhecida da sua infância. Porém o termo *ansiedade* foi o que ficou na consciência dos falantes do inglês. Em 1947, após as perdas catastróficas e os horrores das duas guerras mundiais,

W. H. Auden deu nome ao mal do tempo no poema épico *The Age of Anxiety* (*A era da ansiedade*).[37]

Freud, assim como muitos terapeutas que vieram depois, acreditava que a ansiedade era uma emoção comum e, no geral, saudável. Mas à medida que as teorias freudianas sobre transtornos mentais passaram a se basear cada vez mais no papel do trauma, da repressão e das neuroses como gatilhos da ansiedade, ela se tornou o foco dos estudos psiquiátricos. Era quase impossível conceber os transtornos mentais sem a ansiedade.

Vejamos um dos estudos de caso mais famosos de Freud, o "pequeno Hans". O paciente, cujo nome real era Herbert, era filho de um amigo, um crítico de música famoso da época, Max Graf. Quando pequeno, Hans havia visto um cavalo que carregava uma carroça lotada cair e morrer na rua. Após esse acontecimento traumático, o menino de 5 anos desenvolveu um medo de cavalos, recusava-se a sair de casa por receio de se deparar com um e era atormentado pela ideia de que um cavalo entraria e lhe daria uma mordida como castigo por ele desejar que o cavalo morresse.

Em seu relatório sobre o caso, publicado em 1909 no artigo "Análise de uma fobia em um menino de 5 anos", Freud argumentava que o medo que o menino sentia de cavalos não havia sido diretamente causado pela experiência de ver a morte do animal na rua.[38] Na verdade, ele transferira o medo que sentia do pai para o animal, uma vez que os antolhos faziam o cavalo parecer um homem usando óculos, como era o caso do seu genitor. Inconscientemente, o menino desejava que o pai fosse embora ou morresse, porque o encarava como um competidor pelo amor de sua mãe – o chamado complexo de Édipo. Era isso que causava a ansiedade de Herbert, que incluía o medo de ser castrado pelo pai, e só poderia ser resolvida pelo mecanismo de defesa da transferência, ou seja, de atribuir aos cavalos o medo que sentia do pai. Como era intolerável para ele sentir tal animosidade pelo pai, a quem amava, o tratamento buscava ajudá-lo a expressar suas ansiedades como forma de aliviá-las, como a liberação de uma válvula de pressão. Quando Herbert conseguiu descrever suas fantasias, o medo de cavalos desapareceu, indicando a resolução da ansiedade acerca da castração e uma aceitação do amor que sentia pela mãe.

Outro paciente freudiano famoso é o "homem dos ratos", cujas obsessões foram descritas no artigo "Notas sobre um caso de neurose obsessiva", publicado por Freud em 1909.[39] O paciente passou anos sofrendo com o medo obsessivo de que infortúnios cairiam sobre parentes ou amigos próximos se ele não realizasse comportamentos compulsivos específicos. Mesmo após a morte do pai, ele continuava tomado pela preocupação acerca dos males que poderiam assolá-lo. Os sintomas do homem dos ratos são muito semelhantes ao que chamaríamos hoje de transtorno obsessivo-compulsivo, ou TOC.

Freud usou técnicas de associação livre para descobrir as memórias reprimidas que ele acreditava estarem por trás da preocupação obsessiva. Uma lembrança essencial vinha do tempo que o homem dos ratos havia prestado serviço militar, quando tomou conhecimento de detalhes horríveis de um método de tortura em que uma pessoa era colocada em um espaço cheio de ratos vivos. As criaturas tinham que devorar a vítima para conseguir fugir. A imagem permanecia na mente do pobre homem dos ratos, e era essa a tortura que ele temia que seus parentes e amigos sofressem. Ele também acreditava que, se pudesse pagar uma pessoa para buscar pacotes no correio em seu lugar, por algum motivo conseguiria evitar esse destino terrível. A única coisa capaz de acalmar sua ansiedade crescente era encontrar alguém que o ajudasse a completar esse ritual magicamente eficaz.

A que conclusão Freud chegou sobre as obsessões do homem dos ratos? Ele acreditava que elas eram resultado de uma ansiedade reprimida muito diferente – o medo infantil de que seria rigorosamente punido pelo pai se ele descobrisse que o homem dos ratos tivera experiências sexuais precoces com a governanta. A repressão do medo de ser castigado fez com que a hostilidade que sentia pelo pai também fosse banida para seu subconsciente. O que o homem dos ratos fez com essa confusão de ansiedades e hostilidades reprimidas? Substituiu-a por um medo de infortúnios bizarros capazes de matar seu pai e, mais tarde, todos os seus entes queridos. Freud levou 11 meses para trazer à luz da consciência todas essas ansiedades escondidas na escuridão do subconsciente, e isso bastou para o homem dos ratos ser supostamente curado de suas obsessões.

Esses estudos de caso freudianos clássicos e peculiares deixam claro que a ansiedade era o alicerce da teoria psicanalítica, que dominou a psicologia e a psiquiatria nas primeiras décadas do desenvolvimento da área. A ansiedade era um elemento decisivo dos transtornos mentais. Era perigosa.

Porém, antes de alcançar sua apoteose final e ser transformada em doença, a ansiedade precisava ser medicalizada. Isso foi feito por meio do *Manual diagnóstico e estatístico de transtornos mentais,* ou *DSM.*[40]

O *DSM* define o panorama da saúde mental e dos transtornos que a afetam. Ele é o sistema usado para diagnosticar doenças mentais, usando categorias que fazem distinção entre tipos de transtornos de ansiedade e os diferenciam de outros distúrbios mentais, como o transtorno depressivo maior e a psicose. O primeiro *DSM* foi publicado no começo da década de 1950. Extensivamente revisado ao longo das décadas até chegar à atual quinta edição, ele foi modificado em milhares de aspectos. Mas uma tendência geral determinou como concebemos a doença da ansiedade. Em 1980, o *DSM* parou de se concentrar nas dimensões teóricas da ansiedade – chamando qualquer problema que envolvesse ansiedade de *neurose ansiosa* – e passou a categorizar e definir tipos distintos de transtornos relacionados a ela, com uma lista de critérios para diagnosticar cada um. Por exemplo:

Você sente medo ou ansiedade marcantes sobre duas (ou mais) das seguintes situações?

1. Usar transporte público, como carros, ônibus, trens, navios ou aviões.
2. Estar em espaços abertos, como estacionamentos, feiras ou pontes.
3. Estar em espaços fechados, como lojas, teatros ou cinemas.
4. Ficar em filas ou em meio a uma multidão.
5. Sair de casa sozinho.

Caso a resposta seja afirmativa, e se você evitar ou temer essas situações de forma desproporcional, e o comportamento persistir por seis meses ou mais, o *DSM* afirma que você sofre de agorafobia, o medo de espaços públicos. Não há qualquer dúvida: você *tem* esse transtorno, com certeza médica, e ele deve ser tratado como tal, com terapias e medicamentos específicos.

Usado principalmente nos Estados Unidos, o *DSM* foi amplamente adotado por clínicos, pesquisadores, agências reguladoras, empresas farmacêuticas, profissionais do direito, seguradoras, e muito mais. Ele está em todo canto. Isso não quer dizer que seja ruim ou inútil. Diagnosticar um problema que causa grandes incômodos, que é a fonte de sofrimento humano, é uma forma eficiente de desenvolver soluções. O *DSM*, no entanto, conseguiu tornar tão completa e sistemática a história de que a ansiedade é uma doença, que ela domina nosso jeito de vê-la no mundo atual. Sua medicalização fez com que se tornasse compreensível e administrável. E esquecemos que ela nem sempre é uma doença.

O perigo de espaços seguros

Outra consequência da história de que a ansiedade é uma doença é o conceito de "espaços seguros".

Um espaço seguro é um lugar literal ou metafórico para pessoas se reunirem sem serem expostas a vieses, conflitos, críticas ou ameaças. Alguns dos primeiros espaços seguros foram criados por feministas e gays na década de 1960, como lugares em que esses grupos marginalizados se reuniam sem medo de sofrer preconceito ou serem ridicularizados.

Hoje, espaços seguros costumam ser encontrados em faculdades, mas foram criados no mundo corporativo dos Estados Unidos após a Segunda Guerra Mundial por um dos pais da psicologia social, Kurt Lewin.[41] Como diretor do Centro de Pesquisa de Dinâmicas de Grupo do MIT na década de 1940, Lewin era um conhecido especialista em interações entre pequenos grupos. É por causa dele que usamos o termo *dinâmica social* e oferecemos "feedback" aos nossos colegas de trabalho. Ele também foi um dos primeiros defensores da "pesquisa-ação", em que teorias são colocadas em prática na busca por justiça social. Em 1946, ele recebeu um telefonema do diretor da Comissão Interracial de Connecticut, que desejava encontrar formas mais eficientes de combater preconceitos religiosos e raciais. Como resposta, seus primeiros workshops, conduzidos na forma de programas de treinamento de liderança para executivos, criaram a base para aquilo que hoje chamamos de *treinamento de sensibilidade.*

A hipótese básica do treinamento de sensibilidade, inspirado na psicoterapia, era que mudanças em grupos sociais, como ambientes de trabalho, poderiam acontecer apenas quando as pessoas desafiavam umas às outras de forma sincera em pequenos grupos, sem julgamentos de valor. Para criar esses espaços psicologicamente seguros, os participantes dos treinamentos de sensibilidade precisavam concordar em falar de forma franca, manter a confidencialidade e não fazer julgamentos. Apenas então eles poderiam discutir os preconceitos implícitos e os comportamentos nocivos uns dos outros, indicando como essas coisas comprometiam a capacidade de liderança, magoavam outras pessoas e prejudicavam a corporação.

O tema do treinamento de sensibilidade podia ser qualquer coisa, mas, considerando que ele surgiu devido a preocupações com preconceitos religiosos e raciais, essas questões costumavam ser o foco da discussão. O objetivo do espaço seguro era deixar as pessoas livres para compartilhar seus pensamentos e sentimentos verdadeiros sem medo de julgamentos, segundo o pressuposto de que havia a intenção de fomentar mudanças. Então, quando uma executiva branca admite que se sente intimidada por seu funcionário negro devido à sua raça ou um executivo negro admite que sente raiva de uma colega asiática porque acredita que ela se beneficiou de nepotismo, essas opiniões são compartilhadas com a crença de que essas pessoas não serão vistas como racistas. O objetivo é oferecer e receber feedbacks sinceros, e às vezes difíceis, para alcançar uma mudança.

O conceito de espaço seguro mudou radicalmente no século XXI. Agora, não se pode mais ser emocionalmente franco, porque é necessário proteger os sentimentos das pessoas contra racismo, machismo, preconceitos e discursos de ódio, assim como contra opiniões, debates e conflitos que possam causar desconforto em certos indivíduos.

Um artigo de opinião publicado em 2015 pelo *The New York Times* pode ter sido o primeiro contato de alguns de nós com o tema dos espaços seguros. Nele, Judith Shulevitz descrevia uma controvérsia na Universidade Brown sobre um debate marcado entre as escritoras feministas Wendy McElroy e Jessica Valenti sobre o conceito de cultura do estupro.[42] Valenti é defensora da ideia de que as atitudes sociais predominantes nos Estados Unidos normalizam e trivializam ataques e abusos sexuais, enquanto McElroy discorda. Alguns dos alunos da Brown foram contra o convite a McElroy como palestrante, porque, independentemente de estarem planejando ou não assistirem ao debate, o ponto de vista dela causaria sofrimento emocional às pessoas, especialmente aos sobreviventes de abuso sexual, assim como qualquer um que se sentisse perturbado por suas opiniões.

Apesar de as tentativas de desconvidar McElroy terem fracassado, a presidente da Brown, Christina Paxson, respondeu às preocupações dos alunos organizando uma palestra extra sobre a cultura do estupro – sem debates – e criando um espaço seguro para as pessoas que se sentiam "engatilhadas" pelo tema se acalmarem e se recuperarem. Havia música relaxante, cookies, almofadas e cobertores, assim como alunos e funcionários prontos a oferecer apoio emocional. Enquanto alguns dos participantes que foram ao espaço seguro se sentiam ameaçados pelas memórias de seus traumas pessoais, outros se sentiam ameaçados pela dor da controvérsia em relação às palestrantes. Uma estudante que se abrigou no espaço seguro disse à jornalista do *The New York Times*: "Eu estava me sentindo bombardeada por muitos pontos de vista que batem de frente com crenças que estimo e mantenho."

Vale observar que equiparar opiniões divergentes a sofrimento emocional é o oposto da intenção original dos espaços seguros. No treinamento de sensibilidade, espaços seguros abrigam conversas difíceis que são facilitadas por autocontrole, suspensão de julgamentos, sinceridade e feedbacks. Preconceitos e vieses são apontados, não evitados. As conversas podem ser difíceis, especialmente se as pessoas estiverem sendo sinceras umas com as outras. Em contraste, os espaços seguros de hoje se tornaram lugares em que as partes difíceis das conversas são vistas como perigosas, sendo portanto extirpadas para não causar inquietação nem ansiedade.

No debate sobre espaços seguros, há dois pontos principais. Por um lado, existe a questão de a exigência por espaços seguros nas faculdades e a caracterização de opiniões contrárias como emocionalmente nocivas acabarem infantilizando os alunos e destruindo a liberdade de expressão. Algumas pessoas argumentam que espaços seguros se tornam câmaras de eco, no qual ficamos cercados por pessoas com pensamentos iguais aos nossos e isolados de ideias que desafiem e contradigam as nossas – uma barreira contra o ideal democrático da livre troca de ideias.

Por outro lado, podemos nos perguntar se certas ideias emocionalmente inquietantes realmente causam danos psicológicos. A prática de inserir avisos de gatilhos é pertinente nesse caso. Avisos de gatilhos são basicamente alertas de que uma obra qualquer apresenta trechos escritos, imagens ou ideias que podem abalar algumas pessoas, sobretudo no contexto de violência sexual e transtornos mentais. Eles fazem parte de comunidades na internet há anos, principalmente para ajudar pessoas com transtorno de estresse pós-traumático que talvez prefiram evitar qualquer coisa que as relembre de seus traumas.

Entretanto, foi o uso mais recente desses avisos em salas de aula que se tornou o "gatilho" para debates. Alguns acadêmicos temem que alertas de gatilhos ensinem os alunos a evitar ideias incômodas, comprometendo assim sua capacidade de lidar racionalmente com ideias, argumentos e opiniões que considerem desafiadores. Mas é por esse mesmo motivo que muitos professores são defensores convictos dos alertas. Eles acreditam que o aviso oferece aos alunos a oportunidade de se prepararem para a lembrança vívida de um trauma ou de um assunto potencialmente perturbador, de forma que consigam administrar suas reações e continuar aprendendo. Em outras palavras, eles acreditam que, quando um aluno está dominado por uma emoção forte, por flashbacks causados por traumas ou por uma crise de pânico, é inviável esperar que ele seja capaz de pensar de forma racional, muito menos de aprender.

As evidências até o momento, no entanto, sugerem que alertas de gatilhos não são úteis quando se trata de lidar com a angústia e que podem até piorar a situação. Um estudo de 2021 deu avisos de gatilhos a um grupo de universitários e usuários na internet antes de assistirem a materiais negativos e comparou esses participantes a um grupo que não recebeu alerta algum.[43] Os dois grupos relataram níveis semelhantes de emoções negativas, sensações de invasão e evitação, independentemente de terem recebido alertas de gatilho ou de terem um histórico de traumas. Em um estudo de 2018, várias centenas de participantes foram aleatoriamente selecionados para receber ou não avisos de gatilhos antes de ler trechos literários com conteúdo potencialmente perturbador.[44] Os escolhidos para o grupo dos avisos relataram um *aumento* de ansiedade – sobretudo quando acreditavam que as palavras podiam lhes fazer mal. Isso sugere que avisos de gatilhos podem acabar minando a resiliência emocional e causando ainda mais angústia para algumas pessoas.

Contar com avisos de gatilhos e nos isolar de ideias e da ansiedade que elas podem causar parece não ajudar muito e talvez até torne tudo ainda pior. E se prevenir não for melhor do que remediar, fazer um aviso sobre os perigos de estados emocionais intensos pode servir apenas para perpetuar a crença de que emoções difíceis nos fazem mal.

A era da ansiedade

Da Igreja medieval e da Era da Razão aos salões da medicina, aprendemos tão bem a história de que a ansiedade é uma doença que a memorizamos de cor e salteado.

Cada era levou mais adiante essa crença em detrimento da noção de que a ansiedade é uma emoção humana normal. Fomos inexoravelmente convencidos por todos os lados de que a ansiedade e o sofrimento caminham de mãos dadas. A ansiedade continua sendo o "vil demônio do medo" de Burton.

Se você ainda duvida disso, observe como nós, profissionais da ciência e da saúde, transformamos o controle e a erradicação da ansiedade em uma indústria, seja por meio de terapia, remédios ou do ensino de meditação. Conduzimos centenas de estudos experimentais rigorosos que desconstroem a ansiedade, desenvolvendo tratamentos e medicamentos padrão-ouro com base em evidências científicas para entorpecer a emoção, e publicamos centenas, se não milhares, de livros de autoajuda sobre como lidar com ela. Porém essas soluções não conseguem de fato diminuir as taxas da angústia problemática, debilitante. A ansiedade está aumentando, e nossos filhos podem estar especialmente vulneráveis a ela. A boa notícia é que alguns deles estão questionando o que aprenderam sobre a ansiedade. Eles sabem que há algo errado.

Aprendi isso em primeira mão quando conheci um grupo de estudantes do ensino fundamental em um dia ensolarado de inverno, em Manhattan. Todo ano, administradores de escolas públicas elegem um conselho estudantil para identificar e adotar uma missão com grande potencial de causar impactos positivos. Eu havia sido convidada para dar consultoria ao conselho estudantil do Distrito Dois, porque a missão escolhida era defender melhorias nos serviços escolares de saúde mental.

Logo descobri que aqueles adolescentes de 12 a 14 anos eram excepcionalmente ambiciosos. Eles tinham se dividido em três grupos, cada um com um objetivo específico: um se concentrava em convencer políticos a patrocinar serviços de aconselhamento entre colegas, outro em obter recursos com o conselho municipal para contratar mais terapeutas para as escolas, e o terceiro em convencer representantes legislativos do estado a propor leis que exigissem um maior financiamento para a saúde mental em escolas estaduais.

Por que escolheram objetivos tão ambiciosos? Porque, como me explicaram, eles olhavam para estudantes de ensino médio, apenas alguns anos mais velhos, e notavam os problemas que enfrentavam. A maioria lutava contra a ansiedade, porém muitos também sofriam de depressão, vícios e automutilação. Conseguir ajuda para esses estudantes era uma das suas principais preocupações, assim como recrutar adultos e profissionais que ajudassem *desde agora*, no ensino fundamental, antes de os problemas ganharem força.

Porém os adultos não estavam ajudando do jeito que eles esperavam. Os adolescentes já tinham recebido uma enxurrada de nãos: "Não, não temos orçamento para isso. Não, isso está indo rápido demais. Não, isso é impossível." Para complicar a situação, nem os adultos mais bem-intencionados pareciam oferecer respostas. E quando eles viam crianças sofrendo com a ansiedade, entravam em pânico, comportando-se como se quisessem acabar com o menor sinal dela, como se fosse uma grande agonia, extraí-la como um dente podre. Isso não estava ajudando.

Uma estudante foi bem direta sobre o dilema: "Os adultos que tentam nos ajudar não sabem o que fazer. Eles agem como se pudessem eliminar nossa ansiedade. Mas ela faz parte de nós, então será que *é possível* eliminá-la? Será que *deveriam* fazer isso?"

Até conseguirmos responder *não* a essas duas perguntas, ficaremos empacados, contando a nós mesmos a história errada sobre a ansiedade e cometendo o erro terrível de tentar nos livrar dela.

— 5 —

Um entorpecimento confortável

"Vivemos em meio a alarmes; a ansiedade encobre o futuro; esperamos um novo desastre a cada jornal que lemos."

Existe descrição melhor da maneira como nos sentimos nas primeiras décadas do século XXI, uma época de pandemia, desinformação viral, agitação política, desigualdade econômica e ameaça de destruição ambiental irreversível?

Mas essas palavras são de Abraham Lincoln e foram proferidas vários anos antes da Guerra Civil dos Estados Unidos, outro período turbulento e devastador da história americana.

Ansiedade, naquela época e agora, era a palavra que explicava a dor de nossos medos e incertezas. Ela até emprestou seu nome à nossa era – desde que W. H. Auden publicou seu épico poema *A era da ansiedade* em 1947, enquanto milhões de pessoas ainda enfrentavam o trauma de duas guerras mundiais.

Talvez seja porque muitos de nós não podemos mais contar com a fé, as conexões da comunidade ou o apoio de nossas instituições – os bastiões tradicionais da certeza – para lidar com nossas ansiedades. Mas é preciso lidar com elas. Então nos voltamos para as autoridades em que ainda acreditamos, os sumo sacerdotes do mundo moderno: os cientistas e médicos. A maioria deles é motivada pelo mais nobre dos objetivos: aliviar a dor.

Porém, quando se trata da ansiedade, eles nos deixaram na mão. Demais. Assim como todo mundo, os profissionais da medicina passaram a acreditar na história de que a ansiedade é uma doença e elevaram isso à enésima potência, bolando formas infalíveis de erradicar nossas preocupações e angústias. Temporariamente.

Essa "conquista" em grande parte se deve aos produtos farmacêuticos modernos, que literalmente suprimem até o menor sussurro da ansiedade. Essas drogas nos acalmam e nos sedam. Ao longo de mais de 60 anos, elas se tornaram o foco da nossa relação com a ansiedade. Mesmo sob controvérsias e debates, sua onipresença criou uma mentalidade que se espalhou pela sociedade. Quando o sofrimento emocional surge, tomamos um comprimido para amenizá-lo. Fomos convencidos de que a melhor forma de lidar com a ansiedade é com um entorpecimento confortável.

Uma breve história da calmaria química

Na primeira metade do século XX, os barbitúricos – sedativos e tranquilizantes – eram os medicamentos de praxe para suprimir a ansiedade. No entanto, quando consumidos em altas doses, causam perda de consciência, parada respiratória e prejudicam outras funções essenciais para a vida. Além de serem extremamente viciantes. Como resultado, seu uso hoje em dia é quase restrito a circunstâncias controladas, sendo usados como anestésicos gerais em cirurgias, por exemplo. Porém, nas décadas de 1950 e 1960, os médicos costumavam receitar barbitúricos para tratar ansiedade, problemas emocionais e insônia. Conforme o número de prescrições foi aumentando, o número de overdoses acidentais e propositais também cresceu. Tanto Marilyn Monroe quanto Judy Garland foram vítimas de overdoses. Infelizmente, os médicos que desejavam entorpecer o sofrimento emocional de seus pacientes tinham poucos recursos seguros para fazer isso.

O químico Leo Sternbach mudou essa situação.[45] Na década de 1950, ele liderou uma equipe de pesquisa para a empresa farmacêutica Hoffmann-La Roche em busca de um tranquilizante menos fatal. Após anos sem sucesso, a empresa ordenou que os estudos fossem encerrados. Em um ato de rebeldia, Sternbach se recusou a limpar seu laboratório, que permaneceu intocado por dois anos. Quando um colega seu foi enviado para limpar o lugar, encontrou um composto "belamente cristalino" no meio da bagunça. Era o clordiazepóxido, que testes revelaram apresentar fortes efeitos sedativos sem interferir na respiração. Em 1960, a Hoffmann-La Roche começou a comercializá-lo sob o nome Librium, refinando-o ao longo dos anos até criar o Valium (diazepam) em 1963, nomeado em homenagem à palavra latina *valere* (ser valente).

Ambas as drogas foram tremendamente bem-sucedidas e, em 1970, já tinham substituído boa parte dos velhos tranquilizantes e sedativos. Profissionais da medicina ficaram entusiasmados. Os benzodiazepínicos eram bem menos perigosos e viciantes do que os barbitúricos. Eles conseguiam entorpecer o sofrimento dos pacientes sem os riscos e efeitos colaterais. Entre a metade e o fim da década de 1970, os benzodiazepínicos ocupavam o primeiro lugar das listas de "medicamentos mais prescritos", com 40 bilhões de doses consumidas anualmente por todo o mundo. O Valium se tornou tão popular que médicos passaram a se referir a ele como "V". A prescrição de benzodiazepínicos chegou ao auge em 1978 e 1979, quando os americanos consumiram 2,3 bilhões de comprimidos de Valium anualmente.[46] Ele se tornou parte do vernáculo e impulsionou toda uma cultura de estratégias químicas para lidar com as emoções: os Rolling Stones o imortalizaram como o "ajudante das mamães" para "enfrentar dias atarefados", enquanto empresários ricaços o chamavam de "Excedrin dos executivos", por amenizar o estresse de viagens constantes através de fusos horários diferentes. Outras empresas farmacêuticas foram na onda, desenvolvendo e patenteando seus próprios benzodiazepínicos. O número foi aumentando exponencialmente, de forma que, hoje em dia, temos mais de 30 versões diferentes aprovadas para uso dentro e fora dos Estados Unidos.

As empresas inundaram o mercado de benzodiazepínicos ao longo de 15 anos antes de os pesquisadores compreenderem melhor seu funcionamento (eles modificam o principal neurotransmissor inibidor do cérebro, o ácido gama-aminobutírico, ou GABA na sigla em inglês). Nas décadas de 1980 e 1990, com um maior conhecimento dessas substâncias, o entusiasmo dos clínicos foi sendo substituído pela cautela, à medida que eles se deparavam cada vez mais com casos de dependência e overdose e com o potencial de abuso dessas drogas. A Hoffmann-La Roche percebeu, por exemplo, que seu sonífero muito eficaz, o Rohypnol, outra molécula de Sternbach, havia se tornado mais conhecido como "boa noite, Cinderela", a droga do estupro. A empresa precisou mudar sua fórmula para que os comprimidos parassem de se dissolver com tanta facilidade e passassem a tingir os líquidos de azul, para alertar potenciais vítimas.

Profissionais da saúde estavam acordando para o fato de que, apesar de serem mais seguras do que os barbitúricos, substâncias como o diazepam, o lorazepam e o alprazolam estavam longe de ser inofensivas. Seu perigo se devia a vários fatores. Para começo de conversa, os benzodiazepínicos são depressores do sistema nervoso. E, embora não interrompam a respiração nem causem perda de consciência com a mesma facilidade que os barbitúricos, eles reduzem significativamente essas funções, ao mesmo tempo que diminuem a capacidade de tomar decisões e o controle motor. Além disso, conforme seu uso aumenta, a dependência emocional e física se instaura. As pessoas podem acabar tomando mais e mais comprimidos para conseguir o mesmo efeito e começar a cair no sono enquanto dirigem, a falar arrastado, a perder a memória e ficar confusas. Pior ainda, quando misturadas a outras drogas, como opioides ou álcool, efeitos sinérgicos perigosos podem levar a emergências cardíacas, coma e morte. Um segundo perigo é o potencial para o vício psicológico. Sob sua influência, as pessoas se sentem calmas. Sua dor emocional é aliviada. Há poucas experiências tão intrinsecamente gratificantes quanto essa, então a atração de aumentar a dose do medicamento e até de encontrar mais alívio emocional é forte.

Antes vistas como drogas milagrosas que salvavam vidas e aliviavam o sofrimento, os benzodiazepínicos deixaram de ser os heróis dos psicoativos farmacêuticos modernos. Apesar disso, eles continuam por aí.

As mortes por overdose de benzodiazepínicos quadruplicaram entre 2002 e 2015, uma tendência alimentada por um aumento de 67% nas prescrições.[47] Medicamentos como o Xanax (o nome comercial mais famoso do alprazolam) se tornaram uma indústria multibilionária, alcançando 3,8 bilhões de dólares em vendas em 2020, apenas nos Estados Unidos. O uso breve de benzodiazepínicos combinado à terapia é o tratamento padrão-ouro para lidar com um transtorno de ansiedade. Porém não é isso que acontece em boa parte dos casos. Mais de 30% dos adultos americanos com mais de 65 anos toma benzodiazepínicos por mais tempo do que o prescrito, e cerca de 20% dos adultos mais jovens fazem o mesmo. Como seus efeitos calmantes podem ser percebidos com uma única dose – ao contrário de outros medicamentos, como os antidepressivos, que exigem uso contínuo por um mês ou mais até os efeitos se tornarem aparentes –, tomar um comprimido de benzodiazepínico para "dar uma acalmada" se tornou um estilo de vida. Quanto mais são usados, maiores as chances de nos tornarmos emocional e fisicamente dependentes deles e mais difícil é conseguir parar de tomá-los. Sintomas físicos de abstinência e o rebote de ansiedade e nervosismo são comuns quando usuários fazem o desmame desses medicamentos. Isso faz com que muitos voltem a consumi-los.

Apesar da crescente conscientização de que essas drogas são viciantes e potencialmente perigosas, é fácil ignorar os alertas e sinais de vício. Não nos consideramos viciados quando temos uma prescrição médica ou tomamos um remédio só em momentos "de necessidade".

Para compreender o potencial perigo dos benzodiazepínicos, devemos refletir sobre a proliferação de outro tipo de analgésico: os opioides. É comum que benzodiazepínicos e opioides sejam tomados juntos – o primeiro para lidar com questões emocionais e o segundo para todo o restante. Não é que os médicos os prescrevam juntos. Eles inclusive alertam os pacientes com todas as letras que *não* devem fazer uso concomitante dos dois devido aos seus efeitos sinérgicos perigosos, que aumentam o risco de mortes por overdose. Em 2019, o Instituto Nacional de Abuso de Drogas dos Estados Unidos relatou que a terceira classe de drogas prescritas mais associada a mortes por overdose era a dos benzodiazepínicos. A primeira e a segunda eram os opioides oxicodona e hidrocodona.

Como chegamos a esse ponto, em que o alívio da dor é a principal causa de mortes por overdose de drogas?

O mercado do entorpecimento da dor

Se precisamos de mais provas do desejo da sociedade como um todo de erradicar toda a dor, seja ela física, emocional ou psicológica, basta olharmos para a crise dos opioides nos Estados Unidos. Na busca por entorpecer o desconforto, milhões de pessoas acabam sofrendo mais do que poderíamos imaginar.

Os opioides se prendem a receptores nas células e liberam sinais que efetivamente abafam nossa percepção de dor e aumentam a sensação de prazer. Eles são aprovados pela Agência Reguladora de Alimentos e Drogas dos Estados Unidos desde o começo do século XX como tratamento para dores agudas e câncer. Mas, no século XXI, seu potencial de abuso e vício amplamente reconhecido, que já era alvo de cautela, se transformou numa epidemia fatal.

No auge da crise da prescrição de analgésicos, havia comprimidos suficientes nos Estados Unidos para metade da população americana tomar um – o dobro do volume de opioides considerado normal por agências oficiais da saúde pública antes do crescimento súbito de prescrições no fim da década de 1990.[48] Para colocarmos isso em perspectiva, nos Estados Unidos, país que abriga 5% da população mundial, foram consumidos 80% dos opioides prescritos em todo o mundo. De 1999 a 2019, quase 247 mil pessoas morreram de overdose no país devido ao uso de opioides obtidos com receita médica. Apenas em 2019, mais de 14 mil pessoas morreram, uma média de 38 por dia, e mais da metade eram adolescentes.[49]

Trata-se de uma escala inédita. As mortes relacionadas apenas a opioides obtidos com receita médica mais do que quadruplicaram entre 1999 e 2019. As vítimas não pareciam se encaixar na visão coletiva do "tipo de pessoa" que morreria de overdose. Os opioides estavam matando mães, pais, irmãos, irmãs e crianças. Eles mataram algumas das pessoas mais famosas no mundo: Heath Ledger em 2008, Michael Jackson em 2009, e Prince em 2016. Em 2017, o Departamento de Saúde e Serviços Humanos dos Estados Unidos declarou que o abuso de opioides, incluindo analgésicos controlados e heroína, configuravam uma emergência de saúde pública.

O que havia mudado? Uma coisa simples: a indústria farmacêutica. A Purdue Pharma, fabricante do medicamento desse tipo mais popular nos Estados Unidos, o OxyContin, foi responsável pela crise dos opioides praticamente sozinha. Não apenas a empresa subornava médicos para prescrever o remédio, seduzindo-os com viagens grátis e palestras remuneradas, como também fazia alegações falsas sobre como sua fórmula de "liberação lenta" apresentava baixo potencial de abuso, apesar de evidências científicas mostrarem o contrário. Os médicos fecharam os olhos para isso e continuaram distribuindo receitas. A Purdue Pharma estava completamente ciente do frequente uso abusivo do OxyContin, incluindo "relatos de que os comprimidos eram triturados e inalados, roubados de farmácias, e que alguns médicos estavam sendo indiciados por vender prescrições", de acordo com Barry Meier, do *The New York Times*.[50] Mas a empresa manteve suas práticas, chegando até a intensificá-las. Processos judiciários impediram a Purdue Pharma e a família Sackler, que era dona e controlava a empresa, de continuar com suas práticas predatórias. As multas bilionárias, no entanto, não eram capazes de apagar o mal que já estava feito.

Assim como a proliferação e o perigo dos benzodiazepínicos, a crise dos opioides é um reflexo direto de como nos empurram medicamentos para dor emocional ou física com persistência e como somos facilmente convencidos a aceitar as soluções que parecem oferecer. A crise dos opioides foi, em muitos aspectos, o auge da nossa empreitada de décadas para rejeitar todas as experiências dolorosas. A explosão do vício e das mortes causadas pelos benzos, no entanto, não foi criada por uma grande indústria farmacêutica malvada. Não foi nada tão dramático assim. Mas esses medicamentos começaram algo que os opioides completaram: a aceitação da calmaria química. Apesar de os médicos terem o objetivo de aliviar o sofrimento, eles esquecem – ou nunca souberam – que a ansiedade não é o tipo de desconforto que deveria ser erradicado. Devemos e precisamos encará-la e lidar com ela para conseguirmos aliviá-la de forma segura e usá-la em benefício próprio.

"Eu me sentia o Super-Homem"

Séculos de história nos convenceram de que a ansiedade é uma doença. Décadas do nosso sistema de saúde nos persuadiram, dizendo que, em caso de dor emocional ou física, devemos tomar um comprimido. Para compreender o que isso significa para o futuro, precisamos nos voltar para nossos próximos líderes: os adolescentes.

Todos os anos, 18% dos adolescentes sofrem de ansiedade debilitante.[51] Nos Estados Unidos, essa porcentagem atualmente equivale a 40 milhões de jovens. Eles estão plenamente cientes das suas dificuldades; um relatório do Centro de Pesquisa Pew de fevereiro de 2019 mostrou que 96% dos adolescentes entrevistados acreditava que ansiedade e depressão eram um problema sério entre seus colegas, com 70% afirmando que essa era uma questão grave.[52] As dezenas de milhões de pessoas diagnosticadas com algum transtorno de ansiedade antes de completarem 18 anos também estão muito mais propensas a sofrer de ansiedade persistente, depressão, vícios e problemas de saúde na vida adulta. A ansiedade entre adolescentes é a porta de entrada para a saúde atual e futura da nossa sociedade.

Dá para perceber que algo mudou, e muitas pessoas, que são pais de adolescentes ou não, acreditam que não podemos continuar ignorando os sinais. Ao mesmo tempo, pioramos o problema ao rotular esses jovens, dizendo que os membros da geração Z e os *millennials* são emocionalmente inaptos, mimados, preguiçosos e viciados em telas. Mas difamá-los é apenas uma forma de escondermos nosso medo. Tememos que nossos futuros cidadãos e líderes sejam fundamentalmente incapazes de lidar com o mundo que deixaremos para eles. Também temos medo de que a ansiedade dos jovens os impeça de ter sucesso em um mundo cada vez mais competitivo, no qual, segundo muitas pessoas defendem, o sonho americano de meritocracia e trabalho duro dá os últimos suspiros. Um estudante de uma escola de ensino médio para jovens superdotados e talentosos de Manhattan descreveu a situação da seguinte forma: "Os adultos nos mandam para a terapia no instante em que nossas notas caem ou quando começamos a ficar nervosos na hora de fazer provas. Acho que eles ficam ansiosos quando nós ficamos ansiosos. Eles têm medo de fazermos besteira."

Os jovens entenderam bem o recado: faça qualquer coisa, mas controle sua ansiedade imediatamente. E existe solução melhor para isso do que o controle químico?

De fato, o clichê da dona de casa estressada de classe média que secretamente toma seu Valium (e talvez um martíni) para encarar o dia foi substituído pelo adolescente estressado se enchendo de lorazepam e alprazolam na escola. Está nervoso por causa de uma prova? É só tomar um remedinho. A pressa para embotar os sentimentos com remédios tornou o mundo um lugar mais perigoso, especialmente para os jovens.

Podemos encontrar provas dessa tendência em uma fonte improvável. Em 2019, o site *Complex* acabou com os estereótipos em relação às vítimas da crise de benzodiazepínicos com uma matéria investigativa chamada "Bares: O relacionamento viciante entre o Xanax e o hip hop".[53] No vídeo, são apresentadas histórias de músicos e seus amigos que se tornaram dependentes de alprazolam – o princípio ativo do medicamento Xanax – e outros benzodiazepínicos em uma tentativa de eliminar sua ansiedade com medicamentos. Como um homem me disse: "Eu me sentia o Super-Homem. Normalmente sou ansioso, mas, quando você está sob o efeito, parece que ninguém pode deter você." Os medicamentos tinham se tornado tão comuns que, em meados da década de 2010, um rapper adotou um nome artístico inspirado na sua droga favorita: "Lil Xan", de Xanax.

Jarad Anthony Higgins, de 18 anos, conhecido profissionalmente como Juice WRLD, não era um rapper durão. Ele se mostrava vulnerável e era extremamente sincero sobre as próprias emoções. Na música "Righteous", em questão de segundos, Juice WRLD vai da descrição de como se sente poderoso em seu terno branco da Gucci para como se automedica com "cinco ou seis comprimidos na minha mão direita, é/A codeína correndo solta na minha cabeceira" para lidar com "Minha ansiedade do tamanho de um planeta". Essa solução não dá certo, porque, como explicou em outra música sobre medicar a dor emocional, "Bad Energy": "Não consigo explicar esse sentimento/Meio que parece que estou perdendo/Apesar de eu estar vencendo."

A triste tragédia é que ele acabou perdendo mesmo. No fim de 2019, Juice WRLD e vários outros artistas famosos do rap emo, inclusive Lil Peep, tinham morrido de overdose de benzodiazepínicos e analgésicos aos 21 anos.

Conforme as luzes diminuíam e a cortina subia no Lyceum Theatre, na Broadway, o ator Will Roland, interpretando o adolescente desajeitado e extremamente ansioso Jeremy Heere, cantou os primeiros versos de "More than Survive" acompanhado de metade da plateia, que sabia cada palavra da letra sobre encarar ansiosamente mais um dia insuportável na escola: "Se eu não estiver me sentindo esquisito ou superestranho/Minha vida está completamente de ponta-cabeça/Porque surtar é o meu estado normal." Era 2019 e essa era a canção de abertura do musical *Be More Chill* (Relaxa um pouco).

O enredo gira em torno de Jeremy, um nerd ansioso, inquieto, socialmente desajeitado, que tem a oportunidade de tomar um "comprimido" computadorizado chamado Squip, que reprograma seu cérebro para "relaxar um pouco" e fazer amizade com o pessoal popular da escola. Não é preciso pensar muito para entender que o Squip é a versão digital do Xanax.

O Squip "ajuda" Jeremy com sua ansiedade ao ditar exatamente como ele deve agir para fazer amigos e influenciar pessoas. O comprimido faz isso usando uma forma que é visível apenas para ele, personificada no ideal de cara descolado na visão de Jeremy: o personagem de Keanu Reeves em *Matrix*. E então vem o drama. Todo mundo que toma um Squip para relaxar – o número de usuários vai aumentando exponencialmente – acaba se tornando um zumbi ou fica possuído como em *Os invasores de corpos*. E, pior (se é que isso é possível), logo apresenta um "bug" e entra em coma. Jeremy descobre que as pessoas fazem qualquer coisa, até arriscar a própria vida, para acabar com a ansiedade.

Como esse espetáculo peculiar se tornou tão aclamado? Acredito que seja porque ele exibiu um espelho especialmente sincero sobre a vida dos jovens e lhes deu uma opção sobre como seguir em frente: vocês ganharão Squips para acabar com a ansiedade, mas não precisam tomá-los. Vocês podem se sentir esquisitos, podem até surtar um pouquinho, e não há nada de errado nisso.

Por que o restante de nós não consegue dar esse mesmo recado para os jovens? Porque acreditamos na história de que acabar com a ansiedade e ficar confortavelmente entorpecidos é a melhor e talvez a única solução. E não fazemos isso apenas com medicamentos. Nós e nossos filhos fomos dominados por uma das ferramentas mais poderosas do mundo, criada para evitar e fugir de sentimentos ansiosos e desconfortáveis. Ela está bem ao nosso alcance, na palma da mão.

— 6 —
A culpa é das máquinas?

A ansiedade e a tecnologia digital parecem estar inevitavelmente ligadas. Apesar de em geral presumirmos que passar tempo demais encarando telas e navegando pelas redes sociais *causa* ansiedade, as conexões entre esses aspectos onipresentes da vida moderna são um pouco mais complicadas que isso.

Por um lado, dispositivos eletrônicos nos permitem escapar da ansiedade e das preocupações. Em questão de segundos, podemos nos refugiar em um universo de opções: jogar algo para nos distrair, mandar uma mensagem para o pai, comprar uma mangueira nova para o quintal, assistir à nova série favorita por streaming ou trabalhar um pouco. Por outro lado, pesquisas mostram que, quando nos deixamos hipnotizar pelas nossas telas, acabamos mais ansiosos, isolados e exaustos do que antes. Sobretudo quando nos sentimos na obrigação de obedecer aos toques, sinais e notificações que nos dizem para verificar as redes sociais, quando esticamos o braço para pegar o celular em cima da mesa de cabeceira assim que acordamos, como um fumante faria com um cigarro, ou quando, ao menor sinal de tranquilidade, tédio ou incômodo, sentimos a necessidade de rolar a tela por uma quantidade infinita de informações.

É por isso que começamos a achar que telefones são viciantes.

No entanto, ao contrário das drogas, dispositivos eletrônicos não necessariamente apresentam as características mais marcantes do vício, como a tolerância, quando precisamos aumentar a dose de uma substância para conseguir o mesmo efeito inicial, ou a abstinência, sintomas físicos dolorosos que surgem quando interrompemos seu uso. Mas, deixando de lado a questão de a metáfora do vício ser válida ou não, as tecnologias digitais não são tão diferentes assim dos benzodiazepínicos. Nós as utilizamos para fugir da dor do momento presente, mas, quando passamos a recorrer demais a elas, acabamos nos sentindo pior. E, da mesma forma que as drogas produzem uma calmaria química, os dispositivos nos impedem de buscar formas benéficas de lidar com a ansiedade. Primeiro, eles nos oferecem uma escapatória sedutora porém temporária da ansiedade. Depois, propositalmente nos incentivam a voltar para mais uma dose, mesmo quando a fuga já deixou de funcionar.

As melhores máquinas de fuga

Quando ficamos ansiosos, preferimos ter experiências que embotam os sentimentos desagradáveis. O que cumpre esse objetivo com mais rapidez e facilidade do que os dispositivos móveis? Usamos essas maquininhas de fuga de inúmeras maneiras, aninhadas em bolsos e bolsas, empunhadas aonde quer que vamos. Elas nos tiram da experiência no presente e nos transportam para outro lugar. Isso não pode ser tão ruim assim. Mas, quando criamos o hábito de evitar sentimentos ansiosos, o paradoxo da evitação entra em ação, e é provável que nossa ansiedade aumente ainda mais.

Porém nem todo tempo digital é igual, e o que define se nossa ansiedade vai aumentar ou não por causa das tecnologias é a *forma* como a utilizamos.

Vejamos as redes sociais, um dos aspectos da nossa vida virtual que mais atraem a atenção dos pesquisadores. Há duas formas de utilizá-las: ativa ou passivamente. O uso ativo consiste no compartilhamento deliberado de "conteúdo", que vai desde trocar mensagens com um amigo ou discutir com seu arqui-inimigo no Twitter a compartilhar fotos com parentes ou publicar o vídeo mais recente de você arrasando no ukelele para seus 63 seguidores assistirem. O uso passivo, por outro lado, não exige tanta criatividade e ousadia. Nele, não precisamos compartilhar nossos traços de personalidade ou talentos, não temos que expressar pensamentos nem sentimentos, não precisamos nos comprometer com uma crença. Apenas consumimos casualmente, navegando pela internet, dando uma olhada nas redes sociais ou repostando conteúdo de outras pessoas. Isso parece um tanto inofensivo ou, na pior das hipóteses, apenas uma forma de perder tempo. Talvez seja como um saco de batatas fritas: você vai comendo sem perceber, distraído, mas, quando vê, já devorou o pacote inteiro e está com dor de barriga.

Mas a maneira de usarmos as redes sociais faz diferença? Algumas respostas surgiram depois de uma década de pesquisas, e elas não são tão simples assim.

Uma análise em grande escala de mais de 10 mil adolescentes islandeses mostrou algo que pode ser significativo.[54] Os pesquisadores pediram que os participantes relatassem os usos ativos e passivos que faziam das redes sociais ao longo de uma semana, assim como sintomas de transtornos de ansiedade e depressão. Eles descobriram que, quando dedicavam mais tempo a usar redes sociais de forma passiva, os participantes também se sentiam mais ansiosos e deprimidos, mesmo os que alegavam ter uma boa rede de apoio social e uma autoestima forte. Por outro lado, quando usavam as redes sociais de forma ativa, eles ficavam *menos* ansiosos e deprimidos. Não importava quanto tempo se dedicassem aos seus *feeds*, o importante era o que faziam.

Apesar de esse estudo ter envolvido uma quantidade impressionante de pessoas e de sua descoberta fundamental ter sido replicada pelo menos uma dezena de vezes, ele continua sendo correlacional. Em outras palavras: não sabemos se as redes sociais *causam* ansiedade ou depressão. Pode muito bem acontecer o contrário: talvez pessoas mais ansiosas ou deprimidas prefiram consumir o conteúdo das redes sociais de forma passiva porque isso é fácil ou relaxante. Ou fatores que não foram avaliados pelos pesquisadores – traumas, circunstâncias familiares, genética – poderiam causar mais angústia. Será que estamos mais perto de entender para que lado a flecha da causalidade aponta?

Em 2010, pesquisadores da Universidade do Missouri e da Universidade Columbia queriam dar um primeiro passo para responder a essa pergunta.[55] Alunos universitários foram ao laboratório e tinham que realizar uma tarefa familiar: entrar no Facebook e usá-lo como de costume. Apenas mais tarde, eles foram informados de que cada movimento do mouse estava sendo estudado – especificamente quanto tempo passavam navegando de forma passiva em comparação com ativamente buscando informações e se comunicando com amigos. Ao mesmo tempo, os pesquisadores registravam as sensações positivas e negativas dos participantes. Mas em vez de perguntar como eles se sentiam, optaram por um método à prova de vieses: a eletromiografia facial, ou a força da atividade elétrica nos músculos usados para sorrir (*orbicularis oculi*) ou franzir a testa (*corrugator supercilii*).

Nem o uso passivo nem o ativo aumentaram testas franzidas, que supostamente indica sentimentos negativos. Porém o uso passivo reduziu diretamente os sorrisos, o que sugere que usar as redes sociais dessa forma não nos deixa mais felizes. É claro que sorrir menos não é automaticamente um sinal de mais ansiedade ou depressão, mas, de acordo com os dados de que a ciência dispõe atualmente, esse estudo é um dos poucos que mostram que nosso jeito de usar as redes sociais faz diferença. Isso já nos dá uma boa ideia do quanto ainda *não* sabemos.

Mas vamos presumir por um instante que a pesquisa esteja correta. Se o uso da tecnologia de forma passiva acaba reduzindo sentimentos positivos, por que continuamos fazendo isso?

O caça-níquel

Às vezes, as tecnologias digitais parecem tão perfeitas, tão fáceis, que acreditamos que seu uso é inevitável. Mas um design inteligente pode nos fazer esquecer que nenhuma forma de usar essas tecnologias é inevitável.

Dispositivos, sites e plataformas de redes sociais são proposital e implacavelmente projetados para nos manter olhando para a tela e nos convencer a abrir só mais um aplicativo. Como? Eles são inspirados em cassinos cheios de caça-níqueis.

A rolagem infinita da tela é um ótimo exemplo. Quando passamos o conteúdo, as informações vão surgindo continuamente, de forma que nunca precisamos parar, clicar ou esperar a próxima página carregar. Essa remoção de pausas nos dá menos oportunidades para refletir: "É isso mesmo que eu queria estar fazendo agora?" Entramos no piloto automático, fazendo o que nos faz sentir bem no momento. De fato, pesquisas mostram que o simples ato de rolar a tela repetidas vezes nos acalma e tranquiliza temporariamente, traz uma sensação boa, podendo até reduzir o estresse biológico medido pela resposta galvânica da pele ou por mudanças sutis no fluxo sanguíneo sob a superfície da pele.[56]

Os cassinos são projetados seguindo os mesmos princípios de automaticidade. Os corredores, por exemplo, não têm ângulos retos, apenas curvas discretas, serpenteantes, de forma que seja mais fácil passar de um jogo para outro, deixando-nos levar pelo impulso de jogar e vencer. Não há necessidade de fazer pausas. E, assim como um corredor de cassino, a tela que pode ser infinitamente rolada nos incentiva a continuar seguindo em frente, vendo todo o conteúdo até chegarmos ao objetivo pretendido: os jogos de azar.

Nossos dispositivos e muitas das coisas que fazemos neles foram projetados para funcionar como pequenas máquinas de caça-níqueis. Isso acontece porque, como em todos os outros tipos de aposta, eles oferecem recompensas intermitentes, imprevisíveis, que são uma ótima forma de incentivar e reforçar o hábito. As pessoas ficam viciadas em caça-níqueis porque nunca sabem quando vão levar o prêmio acumulado, a grana das três cerejas na mesma fileira, então continuam puxando a manivela. Da mesma forma, para que as pessoas continuem pegando o celular, clicando, rolando a tela, comprando e postando, é necessário recompensá-las de forma imprevisível e intermitente com "curtidas", notícias, fofocas ou emoção.

Pegamos o smartphone toda hora porque nunca sabemos quando vamos tirar as três cerejas na mesma fileira, seja na forma de uma mensagem de um amigo, da notícia pela qual esperávamos ou de um meme engraçado de gatinho.

Por outro lado, o conceito de *doomscrolling* – a "rolagem do fim do mundo", em tradução livre – é a união perfeita entre o design de cassino da tela infinita e os reforços dos caça-níqueis. *Doomscrolling* é algo que todo mundo provavelmente já vez ao se sentir ansioso: ficar lendo notícias ruins de forma obsessiva, mesmo quando elas nos perturbam. Apesar de esse comportamento já existir na prática antes da pandemia de covid-19, o uso desse termo disparou durante o isolamento social. Foi quando o dicionário virtual Merriam-Webster o acrescentou à lista de "palavras em que estamos prestando atenção". Não é difícil imaginar todas as horas que passamos grudados nas nossas telas consumindo todas as notícias possíveis sobre o vírus, política, injustiça racial, taxas de desemprego... Tudo que é negativo ou assustador entra no nosso radar.

Porém, em algum momento no meio do *doomscrolling*, era possível encontrar recompensas: uma mensagem legal de um amigo, uma notícia feliz entre todos os acontecimentos desastrosos. Isso basta para nos manter em busca da próxima gratificação que fará com que a gente se sinta melhor.

Porém o *doomscrolling* na verdade é uma tentativa de lidar com a ansiedade. Ao reunirmos mais e mais informações, mesmo que sejam ruins, estamos tentando diminuir nossa incerteza. Essa é uma boa estratégia em circunstâncias normais, mas infelizmente o mundo digital não é tão "normal" assim. Ele prioriza informações negativas em detrimento das positivas, nos coloca em bolhas de informação polarizantes e recompensa mais o sensacionalismo do que os fatos, mais os *trolls* do Twitter do que a gentileza e a calma.

Essa não é a única forma descuidada de usar a tecnologia para tentar aliviar a ansiedade. O que clicar repetidamente no desenho de um cookie e guiar uma bola colorida por obstáculos também coloridos têm em comum? São jogos eletrônicos hipercasuais muitíssimo populares: o Cookie Clicker e o Color Switch. Jogos hipercasuais são, por definição, divertidos, simples, repetitivos e hipnotizantes. Alguns são desafiadores, porém muitos usam esquemas simples que exigem tão pouca atenção que são jogados enquanto as pessoas fazem outra coisa, como ver televisão ou comer. Se você conversar com amantes de jogos hipercasuais, eles dirão que os utilizam para aliviar o estresse e a ansiedade, para relaxar depois de um longo dia e para se distrair das preocupações. Muitas pessoas os jogam para cair no sono.

Alguns cientistas estudaram os aplicativos hipercasuais como intervenções para a ansiedade, sugerindo que esses joguinhos acalmam as pessoas ao acionar uma sensação de fluxo a cada ato ritmado, relaxado e repetitivo.[57] Assim como a rolagem infinita, eles parecem nos levar para um estado mais calmo, como um piloto automático. Ninguém conseguiu bater o martelo científico sobre sua utilidade a longo prazo, mas, se for verdade que os utilizamos para fugir de emoções incômodas, é provável que não exista nenhuma. Porém a ideia de que podem ser úteis combina com as primeiras pesquisas que mostram que simplesmente rolar a tela nas redes sociais diminui o estresse biológico por um tempo.[58] Em 2021, esses joguinhos eram um mercado enorme, com milhões de usuários que com frequência os utilizavam por horas.

É certo que há muito tempo usamos tecnologias de entretenimento para relaxar. A televisão e o rádio são bons exemplos disso, porque eles nos sugam, absorvem nossa atenção, nos distraem das preocupações. Mas a diferença é que, agora, as empresas de tecnologia mais poderosas do planeta querem que prestemos atenção em nossos dispositivos *o tempo todo* para poderem coletar quantidades enormes do produto digital mais valioso do mundo: nossos "dados pessoais", isto é, no que acreditamos, o que desejamos, aonde vamos e o que fazemos. É por isso que tecnologias digitais são projetadas como cassinos, dos quais é difícil escapar. É um mercado inteligente.

Esses esforços radicais e sem precedentes de transformar nossa atenção em uma commodity são relevantes para a ansiedade porque funcionam apenas quando nossos olhos estão vidrados na tela. E quando isso acontece, podemos perder oportunidades de nos beneficiar de uma das melhores ferramentas de que dispomos para lidar com a ansiedade: nossas conexões sociais da vida real.

Cérebros sociais em um mundo de telas

Maneesh Juneja é um futurólogo da saúde digital e imagina como novas tecnologias podem tornar o mundo um lugar mais feliz e saudável.[59] Parece ser um ótimo emprego. Porém, após a terrível perda da irmã, que faleceu de repente em 2012, ele despertou para uma realidade surpreendente: apenas a conexão humana cara a cara o ajudava a lidar com o luto. De fato, apesar de sua vida girar em torno da tecnologia digital, esse foi o último recurso a que ele recorreu para enfrentar sua perda. Um churrasco na realidade virtual o deixou se sentindo mais desconectado e pior do que antes, enquanto simplesmente falar com o caixa no supermercado melhorou seu humor. Muito antes de o Zoom se infiltrar na nossa vida, Juneja entendeu que, apesar de os meios tecnológicos de conexão serem muito valiosos, algo na presença humana – o toque, o contato visual e a voz – é extremamente curativo.

Isso torna ainda mais irônico o fato de que as redes sociais, que talvez tenham um dos nomes mais equivocados da nossa era, frequentemente nos impedem de aproveitar a presença humana para aliviar nossa ansiedade e nossas angústias. Já sabemos que ter uma boa rede de apoio emocional faz bem à saúde e que a solidão e o isolamento podem diminuir nossa expectativa de vida. Como isso funciona? Durante períodos de estresse, por exemplo, a presença de um ente querido que nos ofereça apoio muda a nossa biologia. O estudo com exame de imagens das mãos dadas que vimos no capítulo 2 mostrou que a presença de entes queridos literalmente aumenta nossa capacidade mental para lidar com ameaças.[60] Como essa vantagem pode ser transmitida pela tecnologia quando não podemos segurar a mão de ninguém? Em 2012, pesquisadores da Universidade de Wisconsin-Madison também ficaram curiosos sobre isso.[61]

Quando recebemos apoio social ao vivo, nossos níveis de

cortisol, o hormônio do estresse, despencam, enquanto a produção da oxitocina, o hormônio da conexão social, aumenta. Mas será que conseguimos esses mesmos efeitos biológicos quando o apoio social é oferecido por meio da tecnologia? Vamos dar uma olhada no relacionamento entre mães e filhas adolescentes. Em um estudo, as garotas passavam primeiro pelo angustiante teste de estresse social de Trier. Após darem uma palestra aflitiva e resolverem a difícil questão matemática na frente de um grupo de jurados, as adolescentes ficaram compreensivelmente abaladas. Elas então poderiam entrar em contato com a própria mãe ao vivo, por telefone ou por mensagem de texto. As adolescentes de um último grupo ficaram sentadas sozinhas e não receberam qualquer apoio.

As mães, por sua vez, foram orientadas a oferecerem o máximo de apoio emocional. Quando fizeram isso ao vivo ou pelo telefone, os níveis do hormônio do estresse das filhas despencaram e os do hormônio da conexão social aumentaram, conforme o esperado. Eram sinais de que o apoio estava dando certo. Porém, quando as adolescentes foram reconfortadas por mensagens de texto, nada mudou. Não houve liberação de oxitocina e os níveis de cortisol dessas garotas permaneceram tão altos quanto os das que não receberam apoio algum. A conexão através de dispositivos digitais não era a mesma coisa que ouvir a voz reconfortante ou estar na presença física da mãe. Isso sugere um desencontro evolutivo. Talvez nós nos beneficiemos mais do apoio emocional quando sentimos uma presença humana sem mediação.

Outra forma como a conexão humana opera sua mágica sobre a ansiedade é por meio de uma experiência sensorial: o contato visual. Ao contrário de quase todos os outros animais, inclusive nossos primos primatas mais próximos, apenas os humanos têm a capacidade de compartilhar sentidos e intenções por meio da troca de olhares. Em outras palavras, nós nos comunicamos simplesmente fazendo contato visual uns com os outros. Também encontramos apoio nisso. Imagine duas pessoas sentadas juntas, em silêncio. Elas se viram, se olham nos olhos e, sem dizer uma palavra, se entendem. Desde o começo da vida, as crianças conseguem fazer a mesma coisa. Bebês olham nos olhos de seus cuidadores para encontrar conforto, aprender a reciprocidade das brincadeiras e observar como seus sentimentos e ações afetam os outros. Conforme vamos crescendo, aprimoramos essas habilidades até nos tornarmos especialistas nas nuances sutis da comunicação social.

Você pode entender a importância do olhar humano ao observar a maneira como nossos olhos evoluíram. A parte branca dos nossos olhos é muito maior do que a de primatas e outros animais. Isso nos permite acompanhar e coordenar a direção do olhar de outras pessoas com uma precisão imensa. É fácil ver para onde nossas pupilas apontam quando as íris estão cercadas de branco. E por conseguirmos seguir o olhar dos outros, também somos capazes de entender melhor o que eles estão fazendo, desejando ou querendo que nós façamos. Alguns cientistas argumentam que essa característica aparentemente simples foi essencial para o avanço do *Homo sapiens* como espécie, porque nos permite colaborar uns com os outros e coordenar nossos objetivos e intenções.[62]

Será que se vivermos desaparecendo em nossas telas, com a cabeça e os olhos baixos, corremos o risco de enfraquecer esse canal essencial da comunicação humana?

Em 2017, exploramos essa questão no contexto de um tipo de relacionamento crucial: aquele entre pais e seus filhos pequenos.[63] Os voluntários começaram brincando juntos, como fariam em casa. Após entrarem no clima, os pais eram instruídos a interromper a brincadeira de forma abrupta, pegando o celular. Para garantir que eles ignorassem as crianças e ficassem de olho na tela, pedimos que preenchessem um questionário rápido. Após alguns minutos fazendo isso, os pais foram orientados a prestar atenção novamente nas crianças e retomar a brincadeira.

Ignorar alguém para olhar o celular pode ser comum em muitas famílias. Em inglês, isso até tem nome, *phubbing*. Mas não foi nenhuma surpresa observar que as crianças no estudo mostraram sinais de incômodo e fizeram tentativas de recuperar a atenção dos pais enquanto eles estavam distraídos com seus dispositivos. As emoções negativas tendiam a permanecer depois que a brincadeira era retomada, e, apesar de muitas crianças logo se recuperarem e voltarem a interagir com os pais, outras continuaram ansiosas e preocupadas. Elas pareciam ter medo de os pais voltarem a "desaparecer" colocando toda a atenção na tela do telefone.

As crianças que estavam acostumadas a ser trocadas pelo telefone não tiveram um desempenho melhor. Na verdade, os pais que relataram usar seus dispositivos frequentemente na frente de familiares tinham filhos que demonstravam dificuldade em se recuperar emocionalmente depois que a brincadeira era retomada. Essas crianças exibiam menos emoções positivas e mais negativas, e demoravam mais para voltar a se divertir, mesmo quando recuperavam completamente a atenção dos pais.

Recriamos esse estudo em 2019, para um especial de televisão chamado *ScreenTime: Diane Sawyer Reporting*, e tivemos a oportunidade de nos aprofundar na maneira como as crianças lidavam com a perda do olhar dos pais. Um menino teve uma reação imediata, repetindo sete vezes, cada vez mais alto: "Nós temos outras coisas para fazer, mamãe. Mamãe, para, mamãe, está na hora de desligar." Uma menina, que brincava toda feliz com a mãe instantes antes, silenciosamente puxou uma cadeira e sentou para encarar a mãe quando a tela saiu do bolso. Em vez de brincar sozinha ou de tentar convencer a mãe a voltar a brincar, a garotinha apenas ficou esperando, completamente imóvel, sem saber quando recuperaria a atenção da mãe.

A mensagem do estudo não era que usar o celular na frente dos nossos filhos e familiares é prejudicial a eles. Nossas descobertas sugerem que, se criarmos o hábito de desaparecer quando estamos com nossos entes queridos, podemos perder oportunidades de criar conexões que beneficiam a todos.

Em um segundo estudo, testamos como adultos reagiam ao ser trocados pelo telefone.[64] Separamos um grupo em duplas para solucionarem um problema difícil. Um dos adultos da dupla – um assistente de pesquisa disfarçado de participante – interrompia a tarefa o tempo todo quebrando o contato visual para mandar mensagens e falar ao telefone. No grupo de controle, a dupla solucionou o problema sem interrupções.

Assim como aconteceu no estudo com pais e filhos, os efeitos da quebra de reciprocidade e conexão por contato visual eram bem marcantes. Os adultos não apenas acharam que o comportamento de seu par era grosseiro, como também demonstraram mais ansiedade.

E se as crianças estiverem bem?

Se formos acreditar nas manchetes sobre tecnologia digital, devemos escolher uma de duas vertentes: a pessimista, que diz que smartphones diminuem nosso tempo de vida e causam toda sorte de problemas, desde ansiedade em adolescentes até suicídio; ou a otimista, que diz que esse pânico todo é desnecessário e que nossa histeria sobre tecnologia digital vai passar da mesma forma que a preocupação das gerações anteriores sobre ficar tempo demais na frente da televisão.

Será que existe um meio-termo?

Para entender isso, precisamos conversar com as pessoas que realmente entendem do assunto: os nativos digitais. Em uma matéria da *NPR* de 2018, "Garotas adolescentes e suas mães abrem o jogo sobre telefones e redes sociais", ficou claro que as jovens se sentem divididas entre saber que as redes sociais podem deixá-las mais ansiosas e deprimidas e saber que o celular oferece uma conexão social e um alívio emocional que lhes parecem indispensáveis.[65]

"Os adultos não entendem como o telefone é importante para as adolescentes", disse uma garota. "Sinto que você se torna mais amigável quando tem redes sociais e um celular. Na escola, sento do lado de um menino que não tem telefone. Ele passa a aula inteira sem falar. Você acaba ficando antissocial."

"Não é que eu goste de usá-lo", disse outra. "... Bom, isso não é a verdade absoluta. Gosto de usá-lo, ao mesmo tempo que sei o que ele causa em mim. Sei que ele é a fonte de muita ansiedade. Mas, de novo, tipo, é muito fácil. Posso sentar no sofá, sem me mexer, só segurando um negócio na minha mão, e fazer muita coisa. Posso existir em outro mundo sem fazer nada."

Todos nós conseguimos nos identificar com isso, especialmente depois da pandemia, quando as telas não apenas se tornaram nosso contato com o mundo exterior, mas também a pedra no nosso sapato com as reuniões cansativas por Zoom e a rolagem infinita nas telas. Em alguns momentos, nos sentimos viciados nelas, sobretudo ao acessar as redes sociais. Porém a analogia do vício é excessivamente simplista. Os centros de recompensa do cérebro podem até ser ativados quando ficamos vidrados no Instagram, de forma semelhante ao que acontece quando nos tornamos fisicamente viciados em benzodiazepínicos, mas também são acionados quando meu amor excessivo por batatas fritas sabor vinagre e sal não me deixa parar de comer até acabar com o pacote. Além disso, muita gente acaba se sentindo atraída por redes sociais por motivos bem menos associados a recompensas: motivações sociais complexas, acúmulo de informações e objetivos profissionais, por exemplo.

Alguns pesquisadores continuam ignorando as nuances da nossa relação com as tecnologias digitais. Eles decidiram, sem quaisquer provas, alardear as manchetes chamativas que dizem que smartphones são viciantes, destruíram psicologicamente uma geração inteira e estão alimentando a epidemia de ansiedade e suicídios entre adolescentes nos Estados Unidos.

Isso, entretanto, não muda o fato de que praticamente não existem evidências diretas de que dispositivos eletrônicos *causem* problemas de saúde mental graves ou que usar redes sociais nos *torne* ansiosos. Um estudo baseado em dados de questionários preenchidos por centenas de milhares de adolescentes concluiu que um pico de ansiedade e depressão entre jovens em 2011 provavelmente ocorreu devido à ampla adoção do uso de smartphones nessa época.[66] No entanto, um grupo de pesquisa diferente, da Universidade de Oxford, usou os mesmos dados e mostrou que há fortes indícios de que comer mais batata do que a média aumenta a ansiedade – lembrando que correlação jamais equivale a causalidade.[67]

Em um dos poucos estudos longitudinais prospectivos sobre o uso de redes sociais e ajuste emocional, em que pesquisadores mediram primeiro o uso de redes sociais e depois avaliaram se isso era capaz de prever o bem-estar ao longo do tempo, Sarah Coyne e seus colegas da Universidade Brigham Young não encontraram associação entre o tempo dedicado a redes sociais e níveis de ansiedade e depressão ao longo de oito anos, um período que abrangia desde o começo da adolescência até o início da vida adulta.[68]

Até mesmo essas descobertas estão longe de ser conclusivas. Não teremos certeza de nada até concentrarmos nossos esforços nas perguntas difíceis: que tipos de uso de redes sociais são benéficos e quais são nocivos? Nossa biologia pode nos ajudar a compreender por que somos afetados e se de fato somos? Quem é resiliente e quem é vulnerável? E o impacto da tecnologia digital muda com o tempo, à medida nós mudamos?

Quase dez anos após Leslie Seltzer e seus colegas levarem adolescentes e suas mães ao laboratório para estudar o apoio social, convidamos adolescentes e seus melhores amigos e os dividimos em três grupos.[69] As duplas de dois desses grupos precisavam apenas conversar sobre coisas que as incomodavam e oferecer apoio emocional uns aos outros – um grupo por Zoom e outro por mensagem de texto. Os adolescentes do terceiro grupo ficaram sentados sozinhos, pensando nas coisas que os incomodavam. Após as conversas, em vez de medir os níveis de hormônios de estresse e conexão social, analisamos a atividade cerebral dos adolescentes com eletroencefalogramas enquanto eles olhavam para imagens emocionalmente intensas, exibindo uma pessoa muito doente no hospital ou um soldado em meio a um ataque violento. Nossa teoria era que os adolescentes que sentiam ter mais apoio social teriam reações emocionais mais equilibradas ao verem as imagens. Imaginamos que o Zoom seria a forma mais eficiente de oferecer apoio ao amigo: vendo o rosto um do outro, ouvindo sua voz, captando como a pessoa se sentia em tempo real.

Mas não encontramos nada disso. O cérebro dos participantes do grupo que trocou mensagens era o mais calmo. E o que era ainda mais interessante: o cérebro dos adolescentes do Zoom se mostraram idênticos aos dos que ficaram sozinhos, sem receber apoio.

Ficamos em choque não apenas porque não era isso que esperávamos, mas porque esse resultado parecia contradizer o estudo de 2010 entre mães e filhas adolescentes, que não tinha mostrado vantagens em receber apoio por mensagens de texto. Então conversamos com os adolescentes. Estávamos em 2019, e a maioria deles havia crescido trocando mensagens e prefeririam essa forma de comunicação a todas as outras. As gírias, os emojis e os gifs os deixavam a salvo dos olhares curiosos de adultos, que não conseguiam entender metade do que era dito, mas, para os adolescentes, se tratava de um vocabulário rico e completo. O Zoom os incomodava; parecia fora de sincronia, esquisito, diferente de ter uma conversa cara a cara. Eles não achavam ruim se encontrar ao vivo e ainda queriam estar com os amigos pessoalmente. Mas também gostavam de fazer uma pausa durante uma conversa por mensagem para pensar no que queriam dizer, para assimilar o incômodo do amigo e talvez o seu próprio. Em conversas por vídeo e cara a cara, inclusive, as pessoas precisam reagir em tempo real; não existe tempo para refletir. Sob essa perspectiva, trocar mensagens os ajudava a demonstrar o máximo de apoio aos amigos.

Na minha juventude, nunca precisei me preocupar com *trolls* e *haters* da internet nem com algoritmos. Eu nem sabia o que era um algoritmo. Como uma pessoa em desenvolvimento, eu não sentia a pressão constante de ser o foco nas redes sociais enquanto passava pela minha fase de adolescente tímida. Não sei se eu reagiria muito bem a essas coisas.

No entanto, eu e meus contemporâneos da geração X deveríamos pensar um pouco antes de formar nossas opiniões sobre o assunto. Aprendi isso em primeira mão, depois de receber um e-mail de um estudante que havia lido uma coluna que eu escrevera para o *The New York Times*, no qual defendia discussões mais abrangentes sobre redes sociais e saúde mental, em vez de simplesmente presumirmos que tecnologias digitais são a *causa* direta e simples de problemas como ansiedade entre adolescentes.[70]

Dra. Dennis-Tiwary,
Estou inscrito em um curso de redação de nível universitário. Escrevo para informar que seu artigo "Remover telefones não é a solução para os problemas de nossos adolescentes" foi extremamente bem recebido entre os alunos do curso. A nossa tarefa era ler, fazer anotações e resumir o artigo. Nos últimos meses, temos lido apenas matérias que se colocam contra a tecnologia. O seu artigo foi um alívio enorme para nós. Sentimos que alguém finalmente entendeu os nativos digitais deste mundo.

De mim e de todos os meus colegas de turma,
Obrigado

PARTE III

Como resgatar a ansiedade

— 7 —
Incerteza

> A incerteza é a única certeza que existe, e saber conviver com a insegurança é a única segurança.
> — John Allen Paulos, *A lógica do mercado de ações*[71]

É a condição humana. Todo dia é um conjunto de probabilidades, uma aposta de que o que costuma acontecer provavelmente se repetirá: vamos acordar de manhã, seguir nossos planos para o dia, voltar para casa e dormir – apenas para acordar na manhã seguinte e recomeçar a aposta. Mas é claro que nada na vida é uma aposta segura. Intelectual e abstratamente, a maioria das pessoas aceita que isso é verdade, mas poucas refletem sobre o assunto. Quando ficamos frente a frente com a incerteza da vida, sentimos uma tensão, uma desarmonia entre nossas suposições e a realidade. Algo não confiável e duvidoso entrou na nossa vida. É essa tensão que faz com que nos empertiguemos e fiquemos alertas, porque sabemos que seja lá o que esteja por vir pode ser terrível, maravilhoso ou apenas sem graça. Então precisamos tomar uma atitude, se possível.

Em outras palavras, incerteza é possibilidade. Só de pensar nisso já somos impelidos para o futuro.

Estamos no final de julho de 2021 e acordo me sentindo mal, com dor de cabeça e de garganta. Talvez seja só um resfriado ou uma crise alérgica. Ou será covid? Como os sintomas não passam no dia seguinte, faço um autoteste em casa. Enquanto esperamos o resultado, meu marido anda de um lado para outro. Ele teve covid e fica com medo de que algum de nós contraia a doença, sobretudo porque nossa filha é pequena demais para ser vacinada.

Sei que *posso* estar infectada, mas acredito que as chances são baixas. Tanto eu quanto meu marido sentimos a incerteza, mas estamos em pontos diferentes da escala: ele tende ao lado negativo; enquanto eu, ao positivo. Mas ambas as possibilidades permanecem em jogo, o que significa que temos certo controle sobre o futuro: posso fazer o teste, acompanhar meus sintomas, me isolar e tomar precauções para a minha filha não ficar doente. Esse é o lado bom da incerteza: ela nos oferece a chance de ter alguma influência sobre os próximos acontecimentos.

Diga não ao lado sombrio

Há muito tempo, em uma galáxia muito, muito distante, um garoto chamado Anakin Skywalker nasceu em um planeta desértico. Uma profecia antiga previa que ele traria equilíbrio para o universo ao unir o lado iluminado e o sombrio da Força. Mas, em vez disso, ele foi seduzido pelo lado sombrio.

Esse é o começo da saga *Star Wars*, a principal mitologia fictícia especulativa do século passado. Para algumas pessoas, o assunto é quase uma religião. Para mim, é uma parábola sobre a razão por que precisamos da incerteza.

Anakin sucumbiu ao lado sombrio porque ficou obcecado em impedir que seu maior medo se tornasse realidade: o fato de que sua amada esposa, Padmé, morreria um dia. Mas não era a certeza da morte que o torturava; era a incerteza da morte *dela*. Ele não suportava não saber como e quando ela morreria e se ele seria incapaz de salvá-la, da mesma forma que não conseguira salvar a própria mãe de uma morte prematura nas mãos de saqueadores. E quando Padmé de fato morreu no parto dos filhos gêmeos e Anakin foi levado a acreditar que a culpa havia sido sua, o que havia começado como uma rejeição da incerteza se tornou uma tristeza e uma raiva intoleráveis. Anakin logo se transformaria no vilão mais icônico do cinema moderno, Darth Vader.

A verdadeira ruína de Anakin não foi seu amor por Padmé. Nem seu medo. Foi o fato de ele não conseguir aceitar a incerteza. Ele só conseguia enxergar o desastre certo, sendo incapaz de entender que ele e Padmé poderiam ter tido uma vida longa e feliz juntos, um objetivo que poderia ter perseguido. Como ele perdeu a capacidade de imaginar possibilidades positivas, porque perdera sua incerteza, foi consumido pelo lado sombrio.

Moral da história? Rejeitar a incerteza significa rejeitar tanto o potencial de tragédia quanto o de alegrias. E também: não seja como Darth Vader. Felizmente, nosso cérebro evoluiu de forma a evitar que isso aconteça.

O cérebro busca a incerteza

A incerteza é fundamental para a sobrevivência. De uma perspectiva evolutiva, o maior perigo não está em ameaças certas, mas nas imprevisíveis. Elas limitam nossa capacidade de nos preparar, de aprender com a experiência e realmente tomar uma atitude para – sabe como é – sobreviver.

Assim, o cérebro não ignora a incerteza; ele conta com ela, tanto que a evolução projetou o cérebro humano para automaticamente prestar atenção no inesperado, no imprevisível e em tudo que é novo. Isso se chama *resposta de orientação*. Ela é involuntária e inconsciente, de forma que não podemos nos impedir de fazer isso nem se quisermos. É como quando o médico bate no seu joelho com um martelinho de borracha e sua perna levanta, só que rápido como um raio. O cérebro evoluiu para se tornar um radar de incertezas.

Na verdade, é possível observar a resposta de orientação nas ondas cerebrais. Imagine uma tarefa de computador em que você precisa apertar a seta para cima se a letra Y aparecer na tela, e a seta para baixo quando um surgir N. Os Ys e Ns piscam rápido, então você acerta algumas e erra outras. O computador emite um som agradável quando você acerta, mas, quando fracassa, *braaap!*, um apito irritante dispara. E, às vezes, surge um *ding-ding* neutro. Você acertou ou errou? Não dá para saber.

Dezenas de estudos usando tarefas semelhantes mostram que o cérebro leva apenas 1/3 de segundo para reagir a feedbacks com mudanças específicas na atividade cerebral, ou seja, nas ondas cerebrais, que podem ser mensuradas com um eletroencefalograma (EEG). Somos apresentados a um dialeto de jargões como "negatividade relacionada ao erro", "positividade do erro" e "negatividade relacionada a feedback". Mas eles significam apenas que o cérebro está calculando: eu acertei, errei ou é impossível saber?

Ondas cerebrais maiores indicam que mais energia e força são usadas pelos neurônios. E o que causa as maiores ondas cerebrais?[72] A incerteza, aquele *ding-dingzinho* ambíguo, especialmente quando nos sentimos inseguros ou estressados. Veja bem, erros também geram respostas grandes do cérebro, sobretudo em comparação com as vezes que acertamos. Isso faz sentido em termos evolutivos, porque a sobrevivência costuma depender de sermos capazes de aprender com os próprios erros, e não em apenas nos vangloriar por estarmos certos. Porém o cérebro rastreia a incerteza com dedicação redobrada porque é ela que precisamos resolver.

Isso exige capacidade intelectual, ou o que os psicólogos chamam de *controle cognitivo*, a capacidade de aprender, decidir e mudar nossa forma de pensar e nossas ações para solucionar problemas. Felizmente, ao mesmo tempo que se concentra na incerteza, nosso cérebro maravilhoso também potencializa nossos poderes de cognição. De fato, poucas coisas causam tanto estresse ao cérebro humano quanto perder o controle. Basta olharmos uma metanálise de 2014 que reuniu dados de mais de 200 estudos.[73] Os estudos examinavam os tipos de situações mais estressantes – tudo, desde receber críticas por uma palestra, completar tarefas mentais difíceis de aritmética ou ser assolado por uma barulheira estrondosa e contínua.

Quando os estudos foram comparados, qual situação causava as maiores respostas do hormônio do estresse? Nenhuma delas. Não importava qual era a situação; o mais importante em todos os estudos era o grau em que a situação era controlável pelos participantes, especialmente se estivessem associadas a outras pessoas. Por exemplo, ter que se apresentar diante de um juiz que só fazia críticas, independentemente da qualidade da sua apresentação, era uma das mais estressantes.

Como o cérebro potencializa o controle cognitivo diante da incerteza? Ele prioriza o que percebe como incerteza acima de praticamente todas as outras coisas. Em um estudo, por exemplo, participantes completavam uma tarefa perceptiva complexa: depois de analisar duas imagens, precisavam decidir qual estava mais pixelada.[74] Apesar de algumas respostas serem óbvias, outras eram mais difíceis. Era complicado distinguir imagens com diferenças sutis. Os participantes podiam se recusar a responder sempre que preferissem e indicar que não tinham certeza.

Imagens do cérebro mostraram que, quando os participantes diziam que não tinham certeza, uma ampla rede de regiões neurais que dão suporte ao controle cognitivo era ativada, como o córtex pré-frontal e o córtex cingulado anterior. Por outro lado, quando os participantes precisavam tomar uma decisão difícil entre duas imagens semelhantes, as regiões de controle cognitivo eram pouco ativadas. Em outras palavras: enquanto a incerteza fazia a cavalaria do controle cognitivo vir com tudo, a solução de um problema complicado mal fazia os cavaleiros montarem em seus cavalos.

Este é o milagre da incerteza. Sem a necessidade de um esforço consciente da nossa parte, o cérebro faz duas coisas surpreendentemente bem: detecta a incerteza e então faz tudo que pode para controlá-la. Isso permitiu que os seres humanos aprendessem, se adaptassem, sobrevivessem e prosperassem ao longo de dezenas de milênios voláteis e imprevisíveis.

Aprendemos essa lição do jeito mais difícil nos últimos tempos, quando nos tornamos participantes relutantes em um estudo de caso coletivo sobre a incerteza.

A pandemia da incerteza

Como você passou pela pandemia de covid-19, vivenciou a incerteza numa de suas formas mais cruéis: será que vou morrer? Será que meus entes queridos vão morrer? É seguro sair de casa? Ainda terei emprego daqui a alguns meses? Se o sistema de saúde ficar sobrecarregado, será que vai conseguir cuidar de nós se ficarmos doentes? A economia mundial vai entrar em colapso? Quanto tempo teremos que aguentar o isolamento social, a educação à distância, o cansaço das reuniões por Zoom?

Nós passamos por uma pandemia de incerteza, e ela era 100% contagiosa.

A imprevisibilidade difusa da pandemia parecia uma tortura em certos momentos. Psicólogos chamam esse fenômeno de *intolerância à incerteza*, mensurando-a ao perguntar às pessoas se elas concordam com declarações como "A incerteza me impede de ter uma vida plena", "Sempre quero saber o que o futuro me reserva" e "Não suporto ser pego de surpresa".

Apesar desses sentimentos compreensíveis, a evolução nos preparou para o fim do mundo, então não ficamos inertes esperando o vírus nos pegar. A incerteza nos inspirou a tomar providências. E nós fizemos muitas coisas.

Veja o uso de máscaras. No começo, nos disseram para deixarmos as máscaras para os trabalhadores de saúde na linha de frente. Então, quando se tornou impossível encontrá-las, nós as costuramos a partir de camisas ou lenços velhos. Depois que as máscaras finalmente ficaram à disposição, nós as usávamos religiosamente e as tratávamos como se fossem tesouros. Descobri que um amigo meu realmente se importava comigo quando ele me ofereceu uma das suas N95.

Sabíamos que as máscaras não eram garantia de segurança, mas a incerteza nos manteve acreditando que deveríamos usá-las mesmo assim. Era melhor fazer alguma coisa do que não fazer nada.

Reagir às incertezas pandêmicas nos preparou para enfrentar a covid: acumulamos itens de primeira necessidade, limpamos a casa de forma obsessiva, lavamos as mãos e até as compras de mercado, usando luvas e, de repente, duas máscaras ao mesmo tempo. Tiramos proveito das características que a incerteza invoca: cuidado, foco, planejamento, atenção aos detalhes e determinação.

Quando encaramos a incerteza de forma ativa, conseguimos perceber bem até os menores detalhes. Isso se chama *foco de atenção reduzido*. Imagine que você esteja fazendo uma trilha na floresta e se depare com um urso. Você fica paralisado e, conforme o animal se aproxima, sua atenção assimila todos os detalhes possíveis. Ele está me vendo? Está vindo na minha direção? Há filhotes por perto para ele defender? O perigo do urso recebe uma prioridade exponencialmente maior do que as características da floresta que você admirava instantes antes: as belas árvores, o campo de flores inundado pelo sol, os pássaros cantando com doçura. Tudo isso desaparece no momento em que você lida com o perigo à sua frente. Com esse foco de ação reduzido, a sua sobrevivência se torna mais provável. Sem ele, você provavelmente só teria uma noção da ameaça, o que não é tão útil assim quando queremos evitar o ataque de um urso.

Agora – não precisa imaginar esta –, você está enfrentando uma pandemia. Os fatos continuam incertos, mas você precisa se concentrar em aprender o máximo possível sobre a doença, assimilar detalhes, julgar sua veracidade, atualizar informações conforme o necessário e tomar decisões abalizadas. Será que é mesmo possível contrair o vírus através do contato com superfícies? É importante usar máscaras? Quais são as evidências de que aglomerações ao ar livre são seguras? Quanto mais você aprende, mais prioriza sua atenção aos perigos realistas do vírus, enquanto informações confusas ou vagas (que apresentam mais chances de serem falsas) acabam sendo deixadas em segundo plano. Isso o impede de superestimar ou subestimar a ameaça do vírus e o ajuda a tomar as melhores decisões possíveis para permanecer fisicamente seguro e psicologicamente são. Com esse foco de atenção reduzido, você tem mais chances de sobreviver.

Reduzir o foco de atenção enquanto reuníamos mais informações não foi o único jeito com que a incerteza nos ajudou na pandemia. Anya estava morando em uma cidade residencial de Nova Jersey quando a quarentena começou. Ela e o marido, Mike, eram músicos, e a pandemia mudou sua rotina de trabalho do dia para a noite. Anya, que também era atriz, não fazia ideia de quando poderia voltar a trabalhar e como isso aconteceria. Mike, que havia construído uma carreira de sucesso na Broadway, ficaria sem emprego até segunda ordem.

A incerteza não era novidade na vida de Anya. Ao longo da carreira, ela havia se acostumado a pular de um trabalho para outro, sem saber quando o próximo projeto surgiria. Era assim sua vida de artista, mas ela adorava. Antes da pandemia, ela achava que o segredo do sucesso era planejar bem o futuro. A pandemia acabou com essa ideia. Tornou-se impossível prever quando o trabalho seguinte viria. Muito menos se viria. Como ela poderia fazer planos para o desconhecido sem precedentes? Era como se ela corresse uma maratona todos os dias, sem poder treinar com antecedência, e quanto mais rápido corria, mais distante a linha de chegada parecia estar.

Então, conforme o começo do ano escolar se aproximava, ela e Mike precisaram entender quais seriam as opções para seu filho de 9 anos. Mesmo após cansativas reuniões de cinco horas por Zoom com o conselho de educação local sobre os planos de reabertura das escolas, os pais descobriram que haveria algumas opções para atividades esportivas após as aulas, mas pouca coisa além disso. À medida que a reunião chegava ao fim, uma mãe se pronunciou, perguntando detalhes sobre as aulas de música. Para ela, a educação musical não era um luxo: era uma necessidade intelectual, emocional e social. O superintendente da escola não teve muito a dizer além de: "Bom, os alunos não podem ficar soprando instrumentos durante a pandemia. Certo, vamos seguir em frente."

Mas essa mãe não estava disposta a ser ignorada: "Não quero seguir em frente. Por que você não tem uma resposta? Por que tudo gira em torno de esportes?"

Ela estava furiosa, mas também preocupada. Era completamente possível que as crianças acabassem perdendo as aulas de música por um ano inteiro. A incerteza a deixou implacável, extremamente protetora em relação às necessidades de seus filhos. Como Anya explicou: "Não existe nada tão poderoso quanto se preocupar com seus filhos. Se você mexer com os meus filhos, tome cuidado." E é claro que aquela mãe continuou em cima da escola até que fosse encontrada uma forma de manter as aulas de música.

A incerteza nos torna implacáveis quando necessário. Ela também nos faz acreditar que podemos tomar providências para assumir o controle das coisas que precisaremos encarar. Durante a pandemia, encontrei conforto em uma estratégia extremamente boba: fazer listas. Não subestime o poder de uma boa lista. Os dados científicos sobre a produção de listas – sim, existem pesquisas sobre esse assunto! – mostram que organizar as coisas que desejamos conquistar ou lembrar de forma linear oferece muitos benefícios.[75] Fazer listas aumenta nosso bem-estar e a sensação de controle pessoal. Estudos sobre memória e envelhecimento mostram que o simples ato de criar uma lista, especialmente quando ela é bem organizada e estratégica, já basta para pessoas idosas se lembrarem de itens e fatos tão bem quanto jovens, mesmo sem consultá-la.

Durante a quarentena, preparei tabelas de horários para meus filhos – e para mim mesma. Eram como placas de trânsito que nos mantinham no caminho certo, seguindo em determinada direção, apesar de nem sempre entendermos qual seria o destino final. Dividíamos o dia em manhã, tarde e noite, e anotávamos as atividades de cada período. Às 8h30, a escola por Zoom começava, mas havia um tempo de intervalo para o almoço e uma boa caminhada às 12h30. A escola recomeçava às 13h, mas, por sorte, tínhamos uma festinha com dança em família antes do jantar. Eba! Você entendeu a ideia.

Essas listas transmitiam uma sensação de controle, porque faziam com que seguíssemos em frente com propósito. E iam além disso: elas nos incentivavam a criar novos hábitos. Começamos a fazer caminhadas em família e passamos a adorar essa atividade apenas porque resolvemos colocá-la na lista. Listávamos nossas receitas favoritas e fazíamos estoque dos ingredientes em vez de nos entupir de comida congelada todas as noites (mas às vezes também fazíamos isso). As refeições se tornaram um bem-vindo ritual que nos dava uma sensação de conexão e propósito. Eu também organizava listas das coisas que queria fazer com mais frequência durante a pandemia, porque aceitar a incerteza me levou a ter novas prioridades: tive a sorte de poder passar mais tempo escrevendo, fazendo coisas com minha família e me distraindo com hobbies que eu tinha esquecido. Outros se viram com menos tempo e novas dificuldades, mas, independentemente de como foi nossa experiência na pandemia, muitos de nós resolveram ir com tudo, porque ninguém sabia o que o amanhã nos reservava – o que tínhamos a perder?

Não quero dar a entender que eu e minha família vivíamos em um mar de rosas cheio de listas. Longe disso. Houve dias desesperadores, exaustivos, desesperançados. Meu filho, que se preocupa demais, e minha filha, que se preocupa pouco, tiveram que enfrentar o medo da covid e de outras coisas. Porém, nos dias ruins, nós íamos para a cama, acordávamos na manhã seguinte e voltávamos a enfrentar juntos a incerteza de nossas vidas. Talvez fizéssemos uma lista, talvez não. Mas permanecíamos juntos, todo dia tentando dar pequenos passos para assumir um pouquinho o controle, para criar certeza em meio à incerteza.

De fato, a força da união foi outra lição que todos nós aprendemos, cortesia da incerteza. Algumas pessoas podem até acreditar que a pura força de vontade é a melhor forma de superar adversidades. Que basta reprimir sentimentos e comportamentos indesejados e resistir às tentações em curto prazo para alcançar os objetivos de longo prazo. Mas força de vontade não foi suficiente para enfrentarmos o caos, em que todas as coisas em que acreditávamos poder contar perderam o sentido. Não havia como fazer com que nos sentíssemos bem, que voltássemos a fazer as coisas que precisávamos fazer ou que retornássemos à vida normal apenas por obra da vontade. E quanto mais tentávamos fazer isso, mais nos sentíamos esgotados e sem controle da situação. As pesquisas sobre força de vontade já chegaram à mesma conclusão: ao fazer uma dieta muito rígida ou seguir treinos muito intensos na academia, inevitavelmente perdemos o ânimo.

Mesmo assim, precisávamos exercer o autocontrole, a prudência e o bom senso durante a pandemia. Então o que fizemos? Com sorte, talvez tenhamos aprendido algo que os pesquisadores da psicologia social já sabem há quase 20 anos: que, quando precisamos de mais autocontrole e nossa força de vontade não está dando conta, nossos sentimentos de proximidade, carinho e apreço por entes queridos podem preencher esse vazio.[76] Sentir gratidão, por exemplo, já basta para aumentar diretamente nosso autocontrole. Em uma versão adulta do famoso experimento do marshmallow de Stanford, em que crianças receberam a opção de comer um marshmallow agora ou esperar para comer dois marshmallows depois, o dinheiro substituiu os doces. Metade dos voluntários tirou alguns momentos para pensar em alguém que lhe despertasse gratidão, enquanto a outra metade não fez nada. Entre os que fizeram o exercício da gratidão, o dobro de participantes se mostrou disposto a abrir mão do dinheiro agora para ganhar mais no futuro, em comparação com os colegas ingratos.[77] Novamente, a incerteza ajudou ao direcioná-los a um dos recursos mais preciosos que temos: a conexão humana.

O que a ansiedade tem a ver com isso?

Durante a pandemia, a incerteza nos inspirou a tomar providências, como usar máscaras, fazer listas, ter cautela para entender direito todos os detalhes, lutar bravamente pelas necessidades da nossa comunidade e recorrer a conexões sociais satisfatórias.

Mas que diferença isso fez no nosso nível de ansiedade?

Durante os primeiros seis meses da crise da covid, eu e meus colegas acompanhamos os sintomas de transtorno de ansiedade em 1.339 adolescentes de três países: Estados Unidos, Holanda e Peru.[78] Já tínhamos escolhido esses jovens para participarem da nossa pesquisa antes da pandemia, porque eles sofriam de ansiedade severa. Esperávamos que a pandemia piorasse a situação deles, causando ainda mais preocupações e medos debilitantes.

Nós erramos.

Esses adolescentes permaneceram resilientes. A gravidade de sua ansiedade permaneceu estável, sem aumentar nem diminuir, mesmo quando foram obrigados a manter o isolamento social. Pesquisas no Reino Unido mostraram um padrão semelhante: os níveis de ansiedade se mostraram estáveis em um grupo de 19 mil jovens e crianças com idades entre 8 e 18 anos durante a pandemia.[79] Não apenas isso. Cerca de 41% deles relataram se sentirem *mais felizes* na quarentena do que antes da pandemia, e 25% afirmaram que a vida tinha melhorado. Apesar de algumas dessas tendências serem atribuíveis à diminuição de exigências e tensões sociais (menos pressão dos amigos), a quarentena não foi nem de longe fácil.

Em outras palavras, a lição aqui não é que a incerteza esmagadora da pandemia não tenha sido inquietante ou causado ansiedade. Muito pelo contrário. Mas que, na equação final, o que determina nosso bem-estar não é a existência de uma incerteza esmagadora, mas a maneira como a enfrentamos.

É aqui que a ansiedade se torna o ingrediente secreto. Quando sentimos a tensão de um futuro caprichoso e incerto, a ansiedade nos impulsiona a tomar uma atitude. Ela nos dá a coragem para prevenir resultados negativos e nos torna mais atentos para descobrirmos possibilidades antes impensáveis. A ansiedade não nos deixa ficar passivamente inertes nem nos tornar vítimas. Ela nos motiva a agir. E embora nossas atitudes nem sempre sejam corretas ou eficientes, o simples ato de fazer alguma coisa, de tomar alguma atitude como resposta à incerteza, melhora nosso ânimo e em muitos casos leva a algo bom. A ansiedade não é a única emoção que nos ajuda a fazer isso, mas é poderosa quando aprendemos a tirar proveito dela.

Essas são as virtudes da ansiedade. Sem ela, acredito que não teríamos resistido tão bem à maratona da pandemia. Encare a incerteza como o tiro de largada e a ansiedade como parte da energia, dos músculos e dos tendões que nos levaram até a linha de chegada.

— 8 —

Criatividade

> Assim, o poder humano de solucionar o conflito entre a expectativa e a realidade – nosso poder *criativo* – é, ao mesmo tempo, o poder de transcender a ansiedade neurótica e de conviver com a ansiedade normal.
>
> — Rollo May, *O significado da ansiedade*[80]

Em 2017, Drew se mudou para Nova York para seguir carreira no teatro. Era uma mudança e tanto, então não foi surpresa nenhuma quando ele começou a se sentir tenso e nervoso ao caminhar pela cidade um dia. Não demorou muito para sua garganta parecer apertada e seca, dificultando sua respiração. À medida que ia ficando mais difícil respirar, ele ficou com um pavor opressivo, como se sentisse que algo terrível estava prestes a acontecer. Ele passou algumas horas andando sem rumo, tentando se controlar. Como nada pareceu ajudar, entrou no metrô para esperar a sensação ir embora. Mas ir para baixo da terra só piorou a situação. Seu coração acelerou, seu peito começou a doer e ele arfava em busca de ar. Tremendo e suando, saiu cambaleante do vagão e foi para casa, onde desabou na cama, finalmente apagando.

Esse foi o primeiro ataque de pânico de Drew. Ele durou praticamente um dia inteiro.

Ao longo dos meses seguintes, mais ataques aconteceram, e Drew procurou ajuda na terapia. Foi então que a sua forma de ver a ansiedade começou a mudar. "A primeira crise de pânico e as outras que sofri depois foram experiências horríveis", disse ele, "mas também foram uma dádiva, porque me obrigaram a finalmente encarar minha ansiedade de frente. Por causa disso, me tornei uma pessoa mais evoluída nos últimos anos. A ansiedade é minha professora."

Drew não fugiu da ansiedade; ele a explorou, chegando até a criar uma peça teatral multimídia chamada *Variations on a Panic Attack* (Variações sobre um ataque de pânico), descrita como a "reimaginação da mente em pânico como um poderoso ambiente acústico de death metal melódico". Em uma apresentação interativa da peça, Drew e sua banda de quatro músicos entram no palco com uma música ambiente sinistra tomando conta do espaço. Uma voz feminina computadorizada do metrô de Nova York anuncia: "Este é o trem E na direção World Trade Center. Próxima parada, 15th Street." Falando em um microfone, Drew descreve como foi entrar no trem enquanto o pânico começava a dominá-lo. A música vai aumentando aos poucos, tornando-se mais desarmônica, até os sons do metrô serem ouvidos, se arrastando e guinchando. É esmagador. A plateia, cada vez mais desconfortável, não sabe como reagir. Mas prestamos atenção. Com o tempo, pouco a pouco, a cacofonia dissonante se transforma no som de uma banda tocando junto, em sincronia – ainda alto, mas as melodias e batidas param de brigar entre si, porque agora estão trabalhando juntas.

Ao assistir a *Variations on a Panic Attack*, testemunhamos um pouco do que Drew aprendeu: quando aceitamos o desconforto da ansiedade e escutamos o que ela tem a ensinar, conseguimos crescer, criar e, no fim, resolver a dissonância interior que sentimos quando estamos ansiosos. Algumas criações inspiradas pela ansiedade, como *Variations*, são obras de arte. Outras são tão simples e banais que não parecem nem um pouco criativas – isto é, até chegarmos ao âmago da criatividade.

Sobre criatividade e couve-flor murcha

Quando pensamos em criatividade, vamos direto para empreitadas artísticas: um quadro, um livro, uma apresentação musical. Também podemos incluir inventores que criam novas tecnologias ou aparelhos melhores. Mas esse é um pensamento limitado. A criatividade é algo comum a *todos* os seres humanos, e nós a utilizamos constantemente.

Isso acontece porque criatividade é qualquer transformação que realizamos para passar algo de um estado para outro. Ela ocorre, por exemplo, quando nossa mente não está pensando em nada e então uma ideia surge. Quando criamos algo novo, algo que nunca existiu daquela forma antes, mesmo que seja apenas um sanduíche de presunto. É gerar ideias ou reconhecer uma boa ideia ao vê-la. É bolar alternativas para solucionar algo que não está dando certo e comunicar isso a alguém. Criatividade é enxergar conexões que outras pessoas talvez não vejam e explorá-las com curiosidade, energia e disposição. Se você pegar a Blockbuster e juntá-la com a Amazon, cria a Netflix.

Criatividade é enxergar possibilidades.

Cheguei ao fim do expediente e estou atolada em prazos, tentando responder a todos os e-mails ignorados que estão pesando na minha consciência há duas semanas. Olho para o relógio, e – ah, não! – está na hora do jantar. Nem pensei no que preparar para os meus filhos. Corro para a cozinha sob coros de "Estou com fome! O que tem para jantar? Posso lanchar?". Abro a geladeira, e ela está vazia. Há um pouco de queijo, leite, ovos (será que ainda estão bons?) e, na gaveta dos legumes, uma couve-flor levemente murcha. Meu coração aperta e dispara enquanto noto uma sensação na boca do estômago que pode ou não ser uma descarga de adrenalina. O que vou fazer? Eu poderia simplesmente pedir uma pizza pela terceira vez na semana (e ainda estamos na quarta-feira). Mas quero que meus filhos façam refeições saudáveis com uma frequência maior, então respiro fundo e começo a pensar. Uma couve-flor velha não é o melhor começo, mas, calma, tem internet. Então procuro "jantar com restos de couve-flor". Literalmente a primeira coisa que aparece é uma matéria intitulada "13 maneiras de usar restos de couve-flor". Treze! Agora, meu problema é só escolher uma das muitas opções: devo fazer uma caçarola de couve-flor com queijo ou bolinhos de couve-flor? Meia hora depois, aquela couve-flor triste e esquecida se transformou em um novo prato favorito para o jantar.

Não foi minha falta de preocupação sobre refeições nem meu estilo maternal despreocupado que me levou a criar um jantar saudável, mas a ansiedade: sobre meus filhos comerem bem, sobre ser pega de surpresa e não estar preparada para o jantar, porque faço questão de nos reunirmos ao redor de uma refeição que não tenha chegado pronta. A vida é cheia de momentos de ansiedade, grandes e pequenos, que nos tornam mais criativos por nos ajudarem a enxergar as possibilidades até mesmo na couve-flor murcha, nos permitindo criar algo interessante que não existia antes.

Criatividade é enxergar possibilidades. E a ansiedade nos ajuda a enxergar a possibilidade de existirem possibilidades.

A ansiedade também influencia *como* somos criativos, algo que pesquisadores chamam de fluência, ou a quantidade de ideias e insights que alguém tem, e originalidade, que é o quanto essas ideias são novas. Esses dois aspectos da criatividade mudam junto com nosso humor.

Como sabemos disso? Primeiro, pesquisadores induzem os voluntários a experimentarem humores específicos – pedindo que escrevam um texto sobre uma situação que provocou fortes emoções ou que assistam a cenas de filmes emocionalmente intensas.[81] Então medem a criatividade deles. Acaba que o que influencia a criatividade não é o fato de nossos humores serem positivos ou negativos, mas se eles nos ativam ou desativam – em outras palavras, se nos *movem*. Emoções ativadoras como raiva, alegria e ansiedade aumentam nossa energia e nos motivam a fazer *alguma coisa*. Apesar de serem uma mistura de sensações positivas e negativas, essas emoções são diferentes das desativadoras como tristeza, depressão, relaxamento e serenidade, que apenas diminuem nosso ritmo.

Um estudo de 2008 conduzido por pesquisadores na Europa e em Israel induziu humores ativadores e desativadores nos participantes e depois pediu que fizessem uma tarefa criativa: que debatessem formas de melhorar a qualidade do ensino do departamento de psicologia da universidade, anotando todas as ideias, soluções e sugestões em que conseguissem pensar. Os humores desativadores não apresentaram qualquer efeito na criatividade, mas os ativadores, tanto os positivos quanto os negativos, trouxeram mais fluência e originalidade às sugestões. As pessoas que se sentiam moderadamente mais ansiosas (e também zangadas ou alegres) tiveram mais ideias e também apresentaram sugestões mais inovadoras. Um motivo para a ansiedade ter aumentado a criatividade foi que ela incentivou as pessoas a continuarem debatendo e buscando soluções por mais tempo. Os participantes persistiram.

Emoções ativadoras como a ansiedade não apenas nos ajudam a persistir, como também auxiliam no equilíbrio das emoções desativadoras que podem atrapalhar a criatividade. Se a ansiedade nos inspira a enxergar a possibilidade de haver possibilidades e persistir em esforços criativos, mesmo quando angústias emocionais diminuem nosso ritmo, o que acontece nos momentos em que a ansiedade em si é um fardo? Nessas circunstâncias, ela continua sendo uma fonte de criatividade?

Na outra semana, acordei no meio da madrugada, suando, com o coração disparado, angustiada. Algo bem semelhante ao que aconteceu com Drew em sua caminhada pelas ruas de Nova York. Eram 3h17. Imediatamente minha mente foi tomada por preocupações sobre meu relacionamento com uma colega de trabalho próxima. Nós duas andávamos discordando sobre... bom, sobre basicamente tudo, pelo visto. Os pensamentos não paravam de correr pela minha cabeça, como se estivessem em uma esteira, e fiquei me lembrando de todas as coisas que me incomodavam, da última conversa frustrante que tivemos e das coisas que eu *deveria* ter dito em vez das respostas completamente inadequadas que dei. Não preciso interpretar esses sentimentos para você. Era ansiedade. Que criatividade havia nisso?

Esse tipo de ansiedade inquietante *é* criativa porque é um chamado, uma convocação para prestarmos atenção e reagirmos ao alarme de fumaça que foi disparado, informando que um incêndio pode estar acontecendo. É um chamado para investigarmos a fundo o que está ocorrendo em nosso coração e em nossa mente, em vez de apenas percebermos essas coisas por alto, como costumamos fazer por medo de nos afogarmos em nossas próprias emoções.

Decidi escutar aquela voz da ansiedade. Então, quando finalmente saí da cama após horas virando de um lado para o outro, eu sabia o que precisava ser feito: eu tinha que chamar minha colega para uma conversa sincera. O simples ato de tomar essa decisão dispersou a névoa das minhas preocupações noturnas. E me lembrou de que eu tinha certo controle sobre a situação e poderia fazer mais do que apenas ficar me revirando na cama no meio da madrugada.

A ansiedade é uma fonte de criatividade *porque* é desconfortável. Se nos permitirmos sentir esse desconforto, então vamos querer resolvê-lo. *Nós precisaremos resolvê-lo.* Então tomamos providências para melhorar nossa vida e criar o futuro que desejamos. Dar as costas para a ansiedade significa dar as costas para as possibilidades.

Quando nossa resposta à ansiedade é a criatividade – quando pintamos, plantamos um belo jardim, começamos uma conversa difícil ou pegamos uma couve-flor velha na geladeira e a transformamos em uma refeição bem razoável –, conseguimos enxergar que nossa recompensa são decisões positivas, não o pavor e o medo.

Podemos usar a ansiedade para enxergar possibilidades de forma criativa e persistir em torná-las realidade. Porém, mesmo assim, há um risco: o perfeccionismo, que também pode ser inspirado pela ansiedade de vez em quando.

Esqueça o perfeccionismo e escolha a excelência

A ansiedade e o perfeccionismo têm alguns pontos em comum. Assim como a ansiedade, o perfeccionismo nos estimula a pensar no que acontecerá no futuro e nos dá a energia necessária para fazermos as coisas do jeito certo. Nesse sentido, ele é um ótimo estímulo se quisermos alcançar metas e criar – porém, mais cedo ou mais tarde, deixa de ser. E, infelizmente, isso acontece na maioria das vezes, porque o perfeccionismo não se resume a nos importar com o que vai acontecer no futuro e estabelecer padrões elevados para fazer as coisas do jeito certo. Ele mostra sua verdadeira face quando fracassamos.

Os padrões que perfeccionistas exigem de si mesmos são autoexplicativos: irreais, extremamente exigentes e em geral impossíveis de alcançar. E o que acontece quando essas pessoas não conseguem alcançar a perfeição? Elas não dão a volta por cima e seguem em frente nem se orgulham de terem feito seu melhor e aprendido algo com isso. E com certeza não comemoram as pequenas conquistas ao longo do caminho. Em vez disso, ficam se martirizando com duras autocríticas. Para um perfeccionista, a vida é tudo ou nada: você pode ser um vencedor ou um fracassado inútil e desprezível. Não há meio-termo. Essa busca implacável pela perfeição inevitavelmente causa baixa autoestima, depressão e medo do fracasso.[82] Como resultado, os perfeccionistas costumam alcançar muito menos do que desejam, porque hesitam, procrastinam e até param completamente de se desafiar. Pois é melhor nem chegar a entrar na disputa do que correr o risco de sair dela se sentindo humilhado.

Apesar de existirem semelhanças entre a ansiedade e o perfeccionismo, a ansiedade nos impulsiona a seguir em frente, tentando encontrar soluções quando nos deparamos com obstáculos e fazer coisas boas acontecerem. Por sua vez, o perfeccionismo nos paralisa. Como não há espaço para fracassos nem incertezas, o perfeccionismo limita nosso caminho até se tornar impossível continuar andando. E, assim como a ansiedade extrema e nociva, ele acaba com as possibilidades.

Felizmente, existe uma alternativa ao perfeccionismo que recorre à nossa ansiedade saudável e aumenta nossa capacidade de persistir e criar. É a noção de *excelência* – buscar a excelência, e não a perfeição.[83] Trata-se de ter padrões elevados, mas *não* nos martirizar quando não conseguimos alcançá-los. É estar aberto a novas experiências, adotar abordagens criativas para solucionar problemas e aceitar errar, mas aprender com os próprios erros em direção a uma conquista excepcional.

Pessoas em busca da excelência demonstram níveis de ansiedade mais altos em comparação a não perfeccionistas, além de mais atenção aos detalhes, maior motivação intrínseca, maior capacidade de fazer progresso rumo a objetivos e uma sensação geral maior de bem-estar. O que elas não apresentam são níveis mais elevados de ansiedade debilitante. E também não costumam carregar os outros fardos do perfeccionismo: maiores taxas de síndrome de burnout, procrastinação intensa, depressão a longo prazo e ideações suicidas.

A excelência pega a melhor parte do perfeccionismo – a preocupação com os detalhes, a dedicação de corpo e alma ao que se está criando ou fazendo –, mas amplia, em vez de limitar, o que podemos conquistar. A analogia das taxas de retorno mostra como isso acontece.

A maioria das pessoas acredita que o trabalho duro compensa e que, por outro lado, se dedicarmos apenas uma hora para completar uma tarefa que deveria ocupar o dia inteiro, teremos um resultado final inferior. As pesquisas costumam apresentar resultados que justificam essa intuição. Quando estudantes dedicam mais tempo, esforço e energia aos estudos, suas notas aumentam. Quando estabelecem objetivos difíceis para si mesmas, as pessoas geralmente fazem um trabalho melhor do que seus colegas com objetivos fáceis, porque dedicam mais esforço e interesse pessoal à tarefa. À medida que a energia e o tempo dispensados aumentam, o sucesso e o desempenho melhoram proporcionalmente. Essa é a zona do aumento de retorno: uma unidade de trabalho é recompensada por uma unidade de melhoria. A conta é simples.

Só que às vezes a conta não é tão simples assim, porque não é só a quantidade de esforço que importa. A qualidade também faz diferença. Quanto mais deliberados forem nossos esforços e quanto mais claros e viáveis forem nossos objetivos, melhor nosso desempenho e aprendizado. Simplesmente aumentar a quantidade dos nossos esforços pode acabar saindo pela culatra. E, quando isso acontece, chegamos ao ponto do retorno reduzido; a eficiência desaparece, e dedicar mais tempo e esforço rende cada vez menos melhorias. Pior ainda: o retorno reduzido pode se transformar em retorno decrescente, e dedicar mais tempo e esforço pode piorar a situação. É como acrescentar horas extras de treino na academia para além da série recomendada e perceber que você está tão cansado e esgotado que não consegue mais fazer nem o básico. Ou continuar a tirar os pelos da sua sobrancelha em busca daquela forma arqueada perfeita até todos os pelos desaparecerem e você precisar desenhá-la com um lápis, como sua avó fazia. É a esse ponto que o perfeccionismo costuma nos levar, às zonas de retorno reduzido ou decrescente, em que mais esforço para alcançar a perfeição inalcançável apenas nos deixa menos produtivos e menos criativos. E sem sobrancelhas.

Podemos dividir qualquer tarefa em zonas de aumento, redução e decréscimo de retorno.[84] Imagine que duas pessoas – uma perfeccionista e outra em busca da excelência – estejam escrevendo um conto. Em que zona cada uma delas acabará? Ambas devem calcular quanto tempo precisarão dedicar à tarefa. Se for muito pouco, o enredo será confuso, a escrita ficará desorganizada e a gramática será pavorosa; se for o suficiente, estarão na zona de aumento de retorno, e a qualidade da história aumentará proporcionalmente a cada hora de esforço. É quando chegam perto de terminar que as diferenças entre as duas realmente se destacam. Os perfeccionistas têm muito mais chance de entrar na zona de retorno reduzido, em que cada hora de trabalho passa a render cada vez menos melhorias em organização, clareza e criatividade.

É por isso que, ao escrever uma história ou fazer algo talvez um pouco mais tedioso, como revisão de texto, os perfeccionistas tendem a entregar trabalhos com uma qualidade inferior à sua capacidade.[85] Por exemplo, pesquisas mostram que perfeccionistas demoram mais do que não perfeccionistas para realizar tarefas repetitivas ou chatas, cometem mais imprecisões e trabalham de forma menos eficiente.[86] A obsessão com a perfeição afeta cientistas da mesma forma: os considerados perfeccionistas ao extremo publicam menos trabalhos, que acabam sendo menos criativos e de qualidade inferior.[87]

As pessoas em busca da excelência, por outro lado, tendem a escapar dessas zonas de perigo. Elas encontram o meio-termo ideal entre o perfeito e o razoável porque podem ser excelentes sem ser perfeitos. Elas operam dentro da zona de aumento de retorno por períodos maiores porque estabelecem padrões elevados porém viáveis, e fazem esforços suficientes mas não excessivos para executar o melhor trabalho possível. E sabem a hora de parar. Não ficam presas na esteira exaustiva da perfeição.

A excelência não apenas ajuda as pessoas a serem mais eficientes e produtivas, como também melhora a qualidade das suas criações. Em um estudo de 2012, quase 2 mil universitários foram avaliados quanto ao grau de excelência que demonstravam, ou seja, determinou-se a que ponto eles estabeleciam padrões pessoais elevados, mas se permitiam cometer erros.[88] Em seguida, os pesquisadores pediram a eles que cumprissem tarefas padronizadas que avaliavam vários níveis de criatividade, desde bolar uma legenda engraçada para um desenho até questões mais desafiadoras, como pensar em soluções originais e interessantes para conflitos no mundo real. O grau de excelência dos participantes previa a qualidade das suas soluções para as tarefas criativas mais desafiadoras, porém não para as mais fáceis. Em outras palavras, quanto maior for a excelência, maior é a qualidade das soluções. No fim das contas, a excelência acaba determinando um desempenho *melhor* do que o perfeccionismo nos momentos que realmente importam.

Thomas Edison disse: "Não fracassei. Apenas encontrei 10 mil soluções que não deram certo." Isso é a excelência – motivada pela ansiedade – em ação. É a capacidade de enxergar que, quando uma possibilidade deixa de ser viável porque fracassou, outra surge e nos permite seguir rumo a conquistas ainda maiores e mais criativas.

O *chamado do futuro*

Muitas pessoas ouvem o chamado da ansiedade e o utilizam para alcançar seus objetivos. Entre seus maiores pontos fortes e, em alguns casos, em sua genialidade, está conseguir antecipar o futuro desconhecido, incerto, e encontrar formas de sair da zona de conforto para idealizar e criar algo que nunca foi feito antes. Mesmo quando sua ansiedade dificulta as coisas, quando quase parece que estão se afogando nela, essas pessoas mergulham no rio e começam a nadar em direção ao futuro.

Empresários de tecnologia muito bem-sucedidos são um exemplo. Deixando de lado as muitas, muitas críticas que podemos fazer em relação a eles, suas inegáveis conquistas mostram um foco inabalável no futuro. Vejamos a corrida espacial bilionária de 2021, na qual Richard Branson, Jeff Bezos e Elon Musk competiram para ver quem seria o primeiro dono de uma empresa de foguetes a orbitar a Terra. Se a intenção deles era inspirar as massas durante a pandemia, o tiro saiu pela culatra, porque boa parte das pessoas considerou seus esforços uma extravagância de pessoas obscenamente ricas. Porém a empreitada mostra que, apesar de algumas pessoas olharem para o futuro e desejarem que nada mude, outras enxergam possibilidades, e isso as motiva. Elon Musk, por exemplo, concentrou suas energias em moldar o futuro. São ideias dignas de ficção científica: enviar humanos para Marte, criar implantes de interfaces entre cérebro e computador e prevenir que inteligências artificiais malvadas dominem o mundo. Independentemente da nossa opinião sobre Musk e qualquer um desses outros empresários, uma coisa é indiscutível: eles forçam as barreiras das possibilidades no presente para criar o futuro que desejam ver – para o melhor ou para o pior. Seja lá o que cause suas ansiedades hoje, sua atenção, seus esforços e uma parcela generosa de suas fortunas estão concentrados no futuro.

Trazendo o assunto de volta à Terra, as pessoas vivem usando a ansiedade para tomar decisões sobre o que está por vir. Essas decisões podem ser menos grandiosas do que viagens espaciais e interfaces entre cérebro e computador, mas têm o potencial de causar um impacto positivo na vida de muita gente. Um estudo feito por pesquisadores da Universidade do Alabama analisou as características de pessoas que buscam acompanhamento clínico após um transplante de coração.[89] A participação do paciente é um indicador poderoso da recuperação e do prognóstico, porém uma grande porcentagem de pessoas segue apenas parte dos procedimentos e consultas recomendados, enquanto alguns não fazem qualquer tipo de acompanhamento. Curiosamente, os profissionais da medicina sabem que a ansiedade é o fator que impede a maioria das pessoas de seguir o tratamento. Elas ficam com tanto medo de descobrir que não estão reagindo bem que simplesmente não vão ao médico. Mas fingir que nada está acontecendo não é a melhor estratégia. Precisamos tolerar e lidar com a ansiedade de um prognóstico incerto e persistir no tratamento. Talvez isso até nos impulsione a nos dedicarmos mais à nossa saúde. E foi exatamente isso que os pesquisadores observaram. As pessoas que sofriam de alguma ansiedade, mas não em níveis extremos, eram as mais propensas a receber o tratamento recomendado *e sobreviver* após o transplante. Nesse caso, usar a ansiedade para tomar decisões futuras pode ter salvado a vida delas.

Ansiedade é liberdade

Se a incerteza é o tiro de largada e a ansiedade é a energia que nos ajuda a persistir até a linha de chegada, a criatividade é a corrida em si, cheia de possibilidades. Em outras palavras, a criatividade surge na lacuna entre a realidade presente e as possibilidades futuras. É nesse ponto que sentimos o desconforto da ansiedade e, se conseguirmos tolerá-lo e escutar o que ele nos diz, poderemos fazer planos para o futuro, idealizar obras de arte e bolar novas ideias. Não criamos nada maravilhoso deitados no sofá, tirando uma soneca. Só conseguimos criar algo excelente com esforço, nos jogando na lacuna. Se a lacuna for grande demais, sentimos conflito e incômodo. Se não houver conflito, vivemos sem ímpeto e ficamos presos, empacados. A vida é uma série dessas lacunas, de tamanhos diferentes.

Anteriormente, quando descrevi a impressionante caminhada do Dr. Scott Parazynski no espaço para fazer um reparo na Estação Espacial Internacional em 2007, deixei de mencionar que o veterano de cinco voos em ônibus espaciais não mantém calma absoluta em todas as situações. Na verdade, apesar de ser um aventureiro de carteirinha, uma das poucas pessoas a chegar tanto ao espaço quanto ao cume do monte Everest, Scott tinha pavor de explorar cavernas, algo que algumas pessoas descreveriam como o inverso das grandes alturas. Descer pelas entranhas profundas e escuras da Terra lhe causava claustrofobia. Esse era o seu desafio pessoal, sua grande lacuna, o motivo para sua ansiedade mais intensa e desconfortável.

É isso que acontece com as pessoas que usam sua ansiedade de forma criativa e para o bem: elas não a idolatram nem necessariamente a dominam em todas as situações. E não tem problema nenhum nisso. Porque, em algumas áreas essenciais e importantes da vida, essas pessoas sentem na ansiedade – citando Kierkegaard – a vertigem da liberdade, porque ela as ajuda a criar algo novo. Na ansiedade, existem possibilidades criativas e infinitas. E é preferível seguir na direção delas do que fugir para o lado contrário.

— 9 —
Crianças não são frágeis

> Se uma ansiedade, como a luz e a sombra das nuvens, cobre suas mãos e passa por cima de tudo que você faz, é preciso supor que algo age sobre você, que a vida não o esqueceu, que ela o segura em suas mãos. Ela não deixará você cair.
>
> — Rainer Maria Rilke, *Cartas a um jovem poeta*[90]

Quando meu filho tinha 9 anos, decidi que já estava mais do que na hora de aprender a andar de bicicleta. Ele é uma criança da cidade grande, então, apesar de zanzar pelo centro de Manhattan em um patinete desde os 4 anos, bicicletas eram um mistério para ele. Isso me incomodava. Será que ele estava perdendo uma infância perfeita? Ficaria para trás quando seus amigos andassem de bicicleta em busca de aventuras, como se tivessem saído de *Os Goonies*? Então, naquele verão, enquanto passávamos um tempo no interior do estado de Nova York, resolvi que seria o momento certo para ele aprender. Eu tinha uma velha BMX da década de 1980 – o modelo Gremlin – guardada na garagem. Acredite quando digo que não fazem mais bicicletas como aquela. Em comparação com os modelos ultraleves que as crianças usam hoje, ela era um monstro: sólida, pesada, quase um tanque. Seria difícil aprender com ela.

Apesar do desafio da Gremlin, Kavi foi muito bem na primeira tentativa, mas detestou cada minuto. Ficou reclamando que era difícil e disse que estava cansado. Começou a choramingar "E se eu cair?", e finalmente, quase em um sussurro, falou: "Estou com medo." Mas eu não ia desanimar. Minimizei seus temores: "Ah, qual é a pior coisa que pode acontecer? Ralar um joelho?" Insisti: "Vamos, garoto, se concentra! Olha para a frente!" Incentivei: "Você consegue, querido! Vamos, você está indo muito bem. Você está *ótimo*!" Após meia hora disso, ele parecia uma bolinha tensa de estresse, então desisti. Enquanto subíamos a ladeira para casa, continuei a oferecer comentários que me pareciam úteis e conselhos sábios.

Quando chegamos em casa, Kavi foi para o quarto sem dizer nada. Suspirando, tirei do bolso o celular que tinha usado para filmá-lo andando de bicicleta e vi que ele continuava gravando. Eu devia ter capturado tudo, desde a aula até a conversa cheia de incentivos enquanto subíamos a ladeira. Que ótimo, pensei, vou ouvir e tentar entender como e em que ponto as coisas desandaram.

Se eu soubesse o que estava prestes a ouvir, teria deletado o vídeo na mesma hora.

EU: *Tudo bem. Certo. Vamos lá, Kavi. Estou quase desistindo. Estou tentando ajudar, mas você só reclama.*
KAVI: *(com a voz chorosa) Estou tentando.*
EU: *Você está indo bem. Só precisa parar de reclamar o tempo todo.*
KAVI: *Estou tentando de verdade.*
EU: *Você está ótimo. Por que está sendo tão pessimista?*
KAVI: *Sei lá. Estou com medo.*

EU: *Você não está com medo. Não tem motivo pra ficar com medo. Você foi perfeito. Não caiu nem uma vez. Talvez eu devesse derrubar você da bicicleta, só para mostrar que não é nada de mais, e aí você vai parar com isso.*
KAVI: *(gemido)*
EU: *Kavi, é sério, você está se convencendo a ficar com medo. Não estou entendendo por quê.*
KAVI: *Tem razão.*
EU: *Você está arrasando. Está indo muito bem. Mas fica repetindo para si mesmo: "Estou com medo, estou com medo." Não está, não. Você está ótimo. Você não caiu nenhuma vez, nem se machucou.*
KAVI: *Eu sei.*
EU: *Então preciso ser firme agora. Você precisa se controlar.*

E assim foi por mais um minuto.

Quando o vídeo acabou, eu estava chorando. Minha percepção sobre o que eu tinha dito era completamente diferente da realidade. Em vez de ser durona mas oferecer apoio, eu tinha me comportado como a caricatura de uma mãe controladora, desmerecendo os sentimentos dele, fazendo-o se envergonhar, exigindo que ele tivesse um bom desempenho e basicamente mandando que "virasse homem". Eu sabia que precisava consertar aquilo, mas fiquei incomodada com o motivo por trás das minhas ações. Por que eu tinha passado por cima das ansiedades compreensíveis dele sobre aprender a andar de bicicleta? Racionalmente, eu sabia que aquilo era errado, então só podia existir uma resposta: eu queria acabar com a ansiedade dele porque ela estava *me causando* desconforto. Por quê? Porque isso significava que ele era frágil.

Felizmente, essa ideia não poderia estar mais longe da verdade.

Antifragilidade

Qual é o trabalho dos pais? Quando nossos filhos são muito pequenos, é protegê-los, resolver os problemas que surgirem e nos certificar de que eles fiquem com a barriga cheia. À medida que o tempo passa e eles chegam à adolescência, começamos a ter um papel de consultoria, oferecendo apoio e conselhos, ensinando as habilidades necessárias para que eles possam resolver as coisas por conta própria. Como consultora, quando meu filho briga com os amigos, começo refletindo com ele como a questão pode ser resolvida entre o grupo, em vez de ligar para os pais dos outros e pedir uma intervenção. Quando minha filha tira uma nota baixa, converso com ela sobre as providências que pode tomar para estudar melhor e sobre pedir ajuda à professora em vez de eu mesma ligar para a escola, reclamar e questionar a nota. À medida que as crianças crescem, é nosso dever fazer cada vez menos, e não mais, dando a elas a oportunidade de cair e levantar.

Porém, quando olhamos para as crianças de hoje em dia, estatísticas preocupantes podem nos fazer questionar se é mesmo sensato sermos apenas consultores. Há tantas formas de elas caírem... Será que realmente vão conseguir se levantar sozinhas?

Vamos começar com o futuro de nossos filhos. Deixando de lado as mudanças climáticas desastrosas, a ameaça de pandemias futuras e as tendências políticas perturbadoras, podemos ao menos oferecer a eles as mesmas garantias que tínhamos quando éramos jovens e dizer que, se trabalharem duro, terão uma vida boa? Talvez não. A garotada de hoje, em comparação com seus pais e avós, tem uma chance menor de conseguir empregos estáveis e de comprar uma casa, uma probabilidade de apenas 50% de ganhar mais que gerações anteriores com a mesma idade e uma probabilidade maior de contrair mais dívidas estudantis pesadas.

Então existe a questão da saúde mental dos nossos filhos. Eles estão passando por dificuldades. Pais e escolas já alertaram que preocupações e medos estão atrapalhando o aprendizado e a interação de crianças muito pequenas e até sua capacidade de se divertir, de aproveitar a infância. E quando elas chegam à adolescência, a situação se torna ainda mais preocupante. Todo ano, 18% dos adolescentes sofrem de algum transtorno de ansiedade e, ao completar 18 anos, 33% deles terão passado por isso. Apenas nos Estados Unidos, essa porcentagem equivale a mais de 10 milhões de pessoas.[91] Os jovens estão completamente cientes do tamanho do problema. Um relatório do Centro de Pesquisa Pew de fevereiro de 2019 mostrou que 96% dos adolescentes entrevistados acreditavam que ansiedade e depressão eram um problema sério entre seus colegas, com 70% afirmando que essa era uma questão grave.[92] E eles estão certos, porque os 10 milhões de jovens que passam por isso têm uma chance muito maior de sofrer não apenas de ansiedade contínua na vida adulta, mas também de depressão, dependência química e outros problemas de saúde. A ansiedade entre adolescentes é a porta de entrada para uma saúde mental comprometida no futuro.

Encaramos essas estatísticas como sinais da fragilidade dessa geração. Elas ajudam a explicar o aumento da tendência que discuti no capítulo 4: a proliferação de espaços seguros e avisos de gatilho. A questão aqui não é não se preocupar com o futuro. Para ser sincera, eu também me preocupo. Mas proteger nossos filhos de angústias emocionais o tempo todo e ensiná-los a fazer o mesmo não é a solução. É o oposto do que deveríamos estar fazendo, porque, apesar dos estresses que encaramos no mundo, nós, humanos, não somos frágeis. Somos antifrágeis.

Coisas frágeis quebram com facilidade e devem ser manuseadas com cuidado. Imagine uma xícara de porcelana escorregando das suas mãos e se espatifando em mil pedacinhos no chão.

Quando algo frágil quebra jamais pode ser reconstruído, porque as rachaduras sempre ficarão expostas.

A antifragilidade é o oposto da fragilidade. É a qualidade de ficar cada vez mais forte *por causa* dos desafios, dificuldades e incertezas. Isso a diferencia de conceitos relacionados, como resiliência, robustez e a capacidade de resistir e dar a volta por cima. Coisas antifrágeis não apenas voltam para o mesmo lugar em que estavam antes, como um galho flexível que não quebra durante uma tempestade; elas tiram proveito da aleatoriedade, da volatilidade e da desordem. Elas precisam do caos para prosperar.

É por isso que os seres humanos são, na sua essência, antifrágeis.

Vejamos o sistema imunológico, por exemplo. Ele é antifrágil porque precisa da exposição a germes e agentes patológicos que o desafiem para aprender a criar respostas imunológicas. Sem essa exposição, somos como o menino na bolha de plástico, que, na ausência de um sistema imunológico funcional, não consegue sobreviver em espaços abertos. De fato, na ausência de desafios a serem superados, sistemas antifrágeis se tornam rígidos, fracos e ineficientes. Quando a vida é sempre previsível, segura e confortável, não há necessidade de responder com esforço e criatividade. Ossos e músculos são antifrágeis por esse motivo: passar um mês na cama os faz atrofiar, enquanto desafiar nosso corpo os torna mais fortes.

A ansiedade também é antifrágil. Quando nos permitimos sentir o desconforto de nossas preocupações, medos e incertezas, somos desafiados, mas também motivados, a tomar providências para superar problemas e amenizar o sofrimento. Como resultado, lidaremos melhor com a ansiedade na próxima vez. Quando cometemos um erro crasso, é a nossa capacidade de aguentar a ansiedade de ter entendido tudo errado que fortalece nossa capacidade de persistir na próxima vez que fizermos uma burrada.

Em outras palavras, para cultivarmos um sistema imunológico emocional forte, precisamos nos permitir sentir emoções difíceis e nos forçar a aguentar a dor emocional. Se passarmos a vida tentando evitar esses sentimentos tristes e destruir todas as formas de incerteza e aleatoriedade, não conseguiremos usar nossa natureza antifrágil para enfrentar da melhor maneira possível os desafios que surgirem ao longo do caminho.

Dessa perspectiva, proteger nossos filhos da ansiedade é a coisa mais errada a fazer. Sem a oportunidade de lidar com ela na prática, as crianças não conseguem aprender a encontrar as possibilidades na incerteza e a ser criativas diante das adversidades. Não nascemos sabendo lidar com a ansiedade, da mesma forma que não nascemos com um sistema imunológico no auge de sua capacidade de combater germes. Mas esses dois sistemas antifrágeis aprendem com os desafios e são capazes de encontrar seu próprio caminho.

Nassim Nicholas Taleb, que criou o termo *antifragilidade*, descreveu-o belissimamente em seu livro sobre o assunto: o vento apaga uma vela, mas alimenta o fogo, escreveu ele. Então "você quer ser o fogo e desejar o vento".[93]

Isso não quer dizer que devamos deixar nossos filhos lidarem com desafios esmagadores por conta própria e sem ajuda. Até mesmo o grande fogo da antifragilidade pode ser apagado por um furacão de estresse e trauma emocional. Ao permitir que eles passem por essas situações intensas e muito desafiadoras, devemos equilibrá-las, oferecendo conforto e apoio. Porém, pesquisas confirmam que, quando se trata de ansiedade, precisamos deixar nossos filhos sentirem o vento.

Em 2019, 124 crianças com idades entre 7 e 14 anos foram com seus pais para o Centro de Estudos da Faculdade de Medicina Pediátrica de Yale para participarem de um estudo, sendo todas elas diagnosticadas com um transtorno de ansiedade.[94] Todos os pais optaram pela terapia cognitivo-comportamental (TCC), que é o tratamento mais testado e eficiente para ansiedade. As crianças exploravam suas preocupações e seus medos, aprendendo a confrontá-los aos poucos, identificando e analisando pensamentos nocivos – como os catastróficos e as autocríticas duras – e experimentando novas estratégias e comportamentos para lidar com a ansiedade. Porém, como parte do estudo, metade dos pais concordou em abrir mão dessa terapia para os filhos e começar eles próprios um tratamento. Era um novo tipo de terapia parental, que tinha um objetivo específico: ensinar os adultos a parar de eliminar a ansiedade das crianças.

O método se chamava SPACE, na sigla em inglês – Cuidados Parentais de Apoio para Emoções Ansiosas na Infância. E o foco era o fato de pais de crianças ansiosas tenderem a fazer de tudo para eliminar a ansiedade dos filhos. Se a criança tinha medo de avião, a família fazia viagens de carro; se a outra era tímida e socialmente ansiosa, os pais paravam de receber amigos em casa; se a terceira não suportava ficar longe da família, eles passavam cada segundo possível com ela, permitindo até que faltasse às aulas. Esses esforços bem-intencionados tinham o objetivo de ajudar a criança, mas, como qualquer mãe e pai diriam, também ajudava os pais, pois é difícil ver nossos filhos sofrendo e passando por um problema e, ao reconfortá-los, também reconfortamos a nós mesmos.

Essa tática, no entanto, costuma não dar certo. Evitar situações que causam ansiedade pode acalmar a criança ansiosa naquele momento, porém, a longo prazo, essa acomodação a impede de aprender a lidar com situações desse tipo.

O SPACE ensinava os pais a permitirem que a criança experimentasse a ansiedade, mas de um jeito que demonstrasse apoio, reconhecendo as emoções dela, transmitindo confiança em sua capacidade de lidar com a questão e a ajudando a atravessar as situações, em vez de contorná-las, evitando-as. Por exemplo, se Silvia se recusa a ir à escola porque não suporta a ideia de ficar longe do pai, ele aprenderia a dizer: "Sei que você está aborrecida agora, mas vai conseguir passar por isso. Você vai ficar bem." E então mandaria Silvia para a escola. Se a família de Kabir tivesse parado de receber convidados em casa porque ele sofre de uma timidez extrema e não sai do quarto quando há visitas, seus pais convidariam amigos próximos e parentes por curtos intervalos de tempo que iriam se alongando gradualmente, e se certificariam de que Kabir socializasse com as pessoas para ir aos poucos se tornando mais confortável e confiante.

Mudanças não acontecem da noite para o dia, mas, após 12 semanas de terapia parental, 87% das crianças cujos pais passaram pelo programa SPACE demonstravam níveis bem menores de ansiedade extrema e mais adaptação positiva – resultados tão bons quanto os das crianças que faziam a TCC. Ao fazer menos a vontade dos filhos e demonstrar mais apoio, esses pais não apenas os ajudaram, como também aprenderam que as crianças não são tão frágeis quanto parecem.

Nem todos temos a sorte de ir à terapia parental. Mas há pequenas coisas que podemos fazer para promover a antifragilidade de nossos filhos em relação à ansiedade, como vacinas de reforço para seu sistema imunológico emocional.

Para começo de conversa, podemos deixar que eles passem um tempo remoendo a própria ansiedade. Quando estava no quarto ano, meu filho um dia esqueceu o dever de matemática na escola. Ao perceber que o trabalho não estava na mochila, ele caiu no choro, começou a andar de um lado para outro e ficou ofegante, como se estivesse hiperventilando. Eu lhe dei um copo de água e o fiz se sentar. Juntos, bolamos uma boa solução: pediríamos à mãe de um colega da escola para mandar uma foto do dever de casa, e assim Kavi poderia copiá-lo à mão.

Problema resolvido! Mas nem tanto, porque então ele revelou o que o preocupava: sua amada professora, a Sra. Z., ainda saberia que ele tinha esquecido o dever de casa e o julgaria por isso. A expectativa de ter que encarar a desaprovação dela no dia seguinte fez sua ansiedade ficar 10 vezes pior. Ele implorou que eu mandasse um e-mail para a Sra. Z. explicando que ele tinha feito o dever de casa e o entregaria no dia seguinte, conforme o combinado. Enquanto dava a ideia do e-mail, ele já foi ficando visivelmente mais calmo.

Porém, para seu horror, me recusei a fazer isso. Expliquei o motivo, dizendo que precisamos passar pela ansiedade desconfortável, porque só assim aprendemos a lidar com ela. Ele não engoliu essa. Então, além de preocupado, ele ficou *muito* irritado comigo. Não demorou muito para a minha ansiedade começar a aumentar. Não era fácil vê-lo tão nervoso por algo que eu me recusava a fazer. Nós até fizemos uma pequena sessão de TCC para nós dois nos sentirmos um pouco melhor, explorando os detalhes das preocupações, debatendo se a Sra. Z. realmente ficaria chateada com ele, praticando exercícios relaxantes de respiração. E, apesar de ele se acalmar, a ansiedade não desapareceu. Quando foi para a cama naquela noite, ele continuava inquieto e preocupado.

No dia seguinte, quando ele voltou para casa da escola, veio correndo até mim, balançando um papel. "Não vou contar. Vou mostrar para você!" Lá estava seu dever de casa de matemática anotado à mão com um grande 10 estampado no topo, junto com as palavras: "Ótimo trabalho! Parabéns por ter dado um jeito de fazer o dever!" Kavi havia descoberto que as recompensas de encontrar uma solução criativa às vezes caminham de mãos dadas com a ansiedade de tentar algo diferente.

Eu podia ter mandado um e-mail para a Sra. Z. e acabado com a ansiedade dele. Eu teria feito isso com a melhor das intenções, e nós dois teríamos uma noite de sono mais agradável. Mas Kavi teria perdido a oportunidade de aprender que era capaz de tolerar o desconforto da ansiedade e conquistar algo positivo no processo. É nesses momentos corriqueiros, normais, que apoiamos ou sabotamos a antifragilidade emocional. Infelizmente, a sabotagem involuntária está se tornando o novo normal.

Superproteção emocional

A criação protetora dos filhos evoluiu ao longo dos últimos 50 anos. Nas décadas de 1970 e 1980, a ideia de não falar com estranhos ganhou força, culminando com o desaparecimento trágico de Etan Patz, de 6 anos, no centro de Manhattan, a primeira criança a estampar avisos de "procura-se" em caixas de leite, em 1979. Ao longo das duas décadas seguintes, deixar crianças brincando na rua e em espaços públicos sem a supervisão de adultos passou a ser arriscado, de forma que, no fim da década de 1990 e no começo dos anos 2000, as crianças passavam 50% menos tempo brincando sozinhas e sem supervisão em comparação com o que acontecia na década de 1970.[95] Os pais já tinham internalizado a crença de que seus filhos precisavam ser constantemente monitorados e controlados. Eles se tornaram superprotetores, atentos a cada aspecto da vida das crianças, desde a educação e a prática de esportes até amizades e diversão.

Agora, no século XXI, chegamos ao auge da superproteção com os pais obsessivos, que fazem questão de remover todos os obstáculos em potencial do caminho de seus filhos.[96] Eles estão preparando o mundo para a criança, e não a criança para o mundo – mesmo que isso signifique infringir a lei.

Vejamos um exemplo especialmente chocante: o escândalo das admissões em faculdades de 2019.[97] Dezenas de pais ricos e famosos forjaram a aprovação de seus filhos nas melhores instituições de ensino dos Estados Unidos. Foi descoberto que eles pagavam centenas de milhares de dólares para treinadores universitários recrutarem seus filhos para esportes que eles nunca haviam praticado, chegando até a organizar sessões de fotos falsas com uniformes, equipamentos e troféus de polo aquático, vela e remo. Eles subornaram examinadores para falsificar notas nas provas de admissão. Pagaram psicólogos para diagnosticar transtornos de aprendizado que renderiam mais tempo para seus filhos terminarem os testes.

Esse exemplo extremo camufla o fato de que pais superprotetores obsessivos nem sempre removem obstáculos concretos, externos, para o sucesso. Eles também fazem isso com os internos, com emoções como a ansiedade, por exemplo, que acreditamos deixar nossos filhos vulneráveis e menos propensos a alcançar o sucesso na vida. Pense nisso como superproteção emocional.

Eu estava fazendo superproteção emocional quando tentei ensinar Kavi a andar de bicicleta. Minha reação aos seus medos e ansiedades foi achar que eram os *obstáculos* que o impediam de fazer algo que ele *deveria* conseguir fazer – que, na minha cabeça, seria montar habilmente na bicicleta, oscilar um pouco no começo e então sair pedalando a toda a velocidade. A ansiedade dele destruiu meu sonho, então eu queria acabar com ela. Também fiquei incomodada por ele ter dificuldade com algo que achei que seria fácil. Será que ele estava se tornando uma "criança ansiosa"? Aquilo seria um sinal de que ele teria medo de desafios no futuro? Eu não conseguia enxergar que era razoável ficar ansioso naquela situação, com medo de cair, ralar o joelho no chão, ir rápido demais na rua íngreme em que o obriguei a pedalar. Eu também não conseguia enxergar que minhas tentativas de arrancar a ansiedade dele do caminho incluíam mais um motivo para ele se sentir ansioso: o medo de me decepcionar.

Mesmo esforços bem-intencionados para ajudar nossos filhos com a ansiedade podem acabar sendo um exercício de superproteção emocional.

Em abril de 2019, dei uma palestra sobre ansiedade infantil para uma sala cheia de pais cujos filhos estudavam em uma prestigiosa escola de ensino médio para jovens superdotados e talentosos em Manhattan. Os estudantes precisavam ter um QI estratosférico para serem aceitos na instituição, manter notas excelentes e participar de uma quantidade impressionante de atividades extracurriculares. Assim, quando uma dezena de pais veio conversar comigo depois, imaginei que eu fosse ouvir histórias muito comuns sobre jovens inteligentes estressados ou preocupados com as elevadas expectativas acadêmicas que depositavam neles. Na verdade, os pais descreveram filhos que já tinham passado muito desse ponto. Eles estavam entrando em colapso aos 15 anos, tão sobrecarregados de trabalho escolar que mal conseguiam dormir ou comer, constantemente se autocriticando ("Sou burro, nem mereço estudar nessa escola") e sofrendo de uma ansiedade tão debilitante que "travavam" durante as provas, mesmo dominando a matéria.

Apesar do fato de esses pais terem ido a uma palestra sobre ansiedade infantil e claramente se importarem e se preocuparem com os filhos, quase nenhum deles me perguntou sobre ansiedade, sobre terapia ou mesmo sobre o desenvolvimento emocional da criança. Em vez disso, eles queriam minha opinião sobre qual era a carga horária de estudos ideal, a quantidade mínima de sono necessária aos adolescentes e se esportes competitivos ajudariam seus filhos a desenvolver mais garra. Um pai colocou a questão da seguinte maneira: "Não gosto de pressionar meu filho a fazer aulas particulares de matemática duas vezes por semana, xadrez e programação, mas, se isso ajudá-lo a se equiparar aos colegas de classe, talvez ele fique menos estressado."

A ansiedade dos filhos deles havia saído de controle, porém os pais não queriam que a ansiedade fosse *o* problema. Dava para entender por que acreditavam que isso indicaria uma fragilidade em seus filhos, junto com a possibilidade de eles não aguentarem a pressão. Era a mesma mentalidade que tive quando pressionei meu filho a andar de bicicleta. Eu e aqueles pais enxergávamos a ansiedade como uma limitação, não como o que ela realmente é: algo a ser explorado, discutido, enfrentado. Algo digno de atenção. E mais importante: algo que ajuda nossos filhos a seguir em frente.

O maravilhoso cérebro adolescente

Joseph, que está no segundo ano de faculdade, anda ocupado. Quando era calouro, ele começou uma organização sem fins lucrativos para limpar detritos plásticos do mar e este ano usou suas habilidades de programação para aprimorar o canal de apoio por mensagem de texto do campus. Quando lhe perguntaram qual seria sua próxima empreitada, ele apresentou uma lista de possibilidades, que iam desde dar uma festa surpresa para seu namorado até abrir uma start-up de tecnologia. Porém, apesar do seu brilhantismo e das suas ambições, ele parece compartilhar da mesma opinião que a maioria das pessoas tem sobre o cérebro adolescente: "Fiz aulas de neurociência e sei que meus lobos frontais ainda estão em desenvolvimento, então nem sempre confio nas minhas decisões quando estou nervoso ou me sinto pressionado."

Sem saber, Joseph está repetindo uma narrativa que se infiltrou em nossa visão sobre a adolescência, a de que adolescentes são excessivamente emotivos e gostam de correr riscos impulsivos porque seus lobos frontais são imaturos demais para controlar seus impulsos e desejos. Se misturarmos isso com ideias antigas sobre "hormônios à flor da pele", temos que chegar à conclusão de que a juventude é uma fase frágil de melancolia inevitável, quando sentimentos sempre passam por cima da razão.

Na realidade, longe de ser imaturo e descontrolado, o cérebro adolescente se desenvolve de uma forma que oferece mais vantagens do que imaginamos.

Até pouco tempo os cientistas partiam do princípio de que grandes mudanças na estrutura e no funcionamento do cérebro se limitavam ao período pré-natal e os primeiros anos de vida. Hoje, sabemos que estávamos errados e que desenvolvimentos e reorganizações grandes e importantes continuam ocorrendo ao longo da adolescência até o começo da vida adulta – isto é, entre as idades de 12 e 25 anos.[98] Isso significa que o cérebro só amadurece pouco antes dos 30. Mas o que significa ter um cérebro maduro?

O cérebro se desenvolve devido a mudanças em sua massa cinzenta e branca. A massa cinzenta é feita de neurônios e as sinapses entre eles, enquanto a branca é composta dos axônios que permitem que os neurônios nas camadas exteriores do cérebro, como no córtex pré-frontal, se comuniquem rapidamente com as regiões mais profundas, como o sistema límbico. À medida que o cérebro amadurece, a massa cinzenta deve afinar, enquanto a branca aumenta. Isso ocorre porque os circuitos neurais são criados e refinados por meio de uma reorganização na qual as conexões ociosas entre os neurônios – a massa cinzenta – são destruídas, aumentando a força dos circuitos neurais eficientes e úteis que fazem as coisas que queremos que façam.

É usar ou perder. Foi o que aconteceu quando aprendi um pouco de italiano no ensino médio e depois nunca mais voltei a estudar o idioma: as conexões que fiz sobre a língua foram gradualmente desfeitas, de forma que, hoje em dia, só consigo dizer *grazie mille* e *prego*. É como podar galhos mortos de uma árvore para que ela consiga crescer melhor ou apagar aplicativos antigos do seu telefone para ele funcionar mais rápido. Essas não são apenas metáforas. Um estudo de 2006 publicado na *Nature* revelou que crianças com QI mais elevado demonstram um crescimento precoce da massa cinzenta, seguido de um afinamento vigoroso dela no começo da adolescência.[99]

No cérebro humano, as primeiras áreas a amadurecer são os sistemas sensorial e motor, que apoiam os cinco sentidos e a coordenação dos movimentos corporais. Em seguida na fila do desenvolvimento estão os sistemas límbico e de recompensas – os "centros emocionais" do cérebro. As últimas regiões a amadurecer são partes do córtex pré-frontal, os "centros de controle" do cérebro, que nos ajudam a fazer planos, tomar decisões bem pensadas, avaliar riscos, retardar gratificações e regular emoções. Como esse desequilíbrio no desenvolvimento dos centros de emoção e controle no cérebro adolescente devem ser interpretados? Em geral, ouvimos alguma versão de "Coitadinhos dos adolescentes! Eles só conseguem pensar com o 'cérebro emocional', enquanto nós, adultos, pensamos com o 'cérebro racional'."

Longe disso. Apesar desse desenvolvimento desigual, o equilíbrio de poder entre os lobos frontais e o sistema límbico estão em constante fluxo. Às vezes, os "centros de controle" estão no assento do motorista, e os adolescentes conseguem fazer planos e tomar decisões perfeitamente racionais, obedecer às regras e evitar perigos. Outras vezes, os "centros emocionais" assumem um controle maior, e os adolescentes priorizam os três Rs – risco, recompensa e relacionamentos – mais do que o adulto médio. Isso significa que eles têm reações mais intensas e frequentes às informações emocionais no mundo: ameaças e recompensas, amor e ódio, incertezas e novidades. Mas esse fluxo é uma espada de dois gumes. Ele é vantajoso quando permite que os adolescentes sejam flexíveis e se adaptem rapidamente a mudanças, aprendam com facilidade e se conectem com sinais sociais e emocionais ao seu redor. Mas também pode atrapalhar.

A disposição a correr riscos é um bom exemplo. Devido ao desequilíbrio entre os centros emocional e de controle do cérebro, adolescentes realmente correm mais riscos que os adultos e até mesmo que as crianças, cujo córtex pré-frontal é ainda menos desenvolvido. Mas só encontramos esses comportamentos arriscados sob certas circunstâncias. Uma delas envolve outras pessoas. Em um estudo de 2005, adolescentes jovens (com idade entre 13 e 16 anos), adolescentes mais velhos e jovens adultos (18 a 22) e adultos (acima de 24) participaram de uma simulação de direção em que foram orientados a dirigir o mais rápido possível até um sinal de trânsito ficar vermelho e um muro aparecer.[100] Se eles demorassem demais para frear, bateriam no muro e perderiam pontos. Alguns fizeram a simulação sozinhos e outros em grupos de três pessoas na mesma faixa etária. Adivinha quem mais bateu com o carro? Os adolescentes jovens – mas apenas quando estavam acompanhados. Os adultos não mudavam sua forma de dirigir independentemente de estarem sozinhos ou acompanhados de outros adultos.

Da perspectiva da teoria da evolução, esse "problema" da propensão dos adolescentes jovens a correr riscos na companhia dos amigos não é tão ruim assim. De fato, estar aberto a riscos e conexões sociais era uma característica inestimável para os humanos pré-históricos, que, na prática, já eram adultos quando alcançavam o começo da adolescência. Ou seja, eles procriavam quando estavam com idade suficiente para procriar, deixavam a segurança do lar para formar a própria família, tinham responsabilidades sérias que beneficiavam a tribo inteira e saíam para explorar o mundo e aprender. A maioria dos humanos antigos morria aos 40 anos, então, sem o comportamento arriscado da adolescência, a tribo teria um sério déficit de talentos na população – uma fuga de cérebros, por assim dizer – quando se tratava de fazer o necessário para sobreviver e prosperar. Quem exploraria novos territórios e conheceria novas pessoas? Quem lideraria caças perigosas ou missões para coletar alimentos? Quem entenderia que o fogo criava e destruía e ensinaria outras pessoas a lidar com ele? O cérebro adulto, com sua tendência a gostar menos de riscos e recompensas e sua adaptação mais lenta a mudanças, não é tão útil para perseguir esses objetivos em comparação com o ligeiro cérebro adolescente.

É interessante refletir que esse desenvolvimento cerebral escalonado é radicalmente diferente do que acontece com primatas não humanos. Por exemplo, assim como nós, os macacos-rhesus e chimpanzés nascem com o cérebro imaturo. Mas, ao contrário do que acontece conosco, todas as regiões do cérebro desses primatas amadurecem ao mesmo tempo.[101] Biólogos evolutivos dizem que essa divergência em relação a nossos primos primatas deve oferecer alguma vantagem e apoiar elementos que são unicamente humanos.

Sim, o maravilhoso cérebro adolescente não é perfeito. Ele pode até ser mais adequado para a vida de um humano pré-histórico, quando os adolescentes já eram adultos independentes. Mas onde há risco, há oportunidade. O cérebro adolescente não é anormal nem irracional: ele é um tesouro, repleto de coragem para enfrentar desafios, pensamentos inovadores e "fora da caixa" e habilidades para construir relacionamentos. Mas esses pontos fortes costumam aparecer num contexto em que os jovens estão tentando entender a vida. É durante a adolescência que os transtornos mentais têm mais chance de surgir e a incidência de transtornos de ansiedade chegam ao auge. Porém os mesmos circuitos neurais que permeiam o cérebro ansioso aumentam a capacidade dos adolescentes de aprender sobre o mundo social e formar bons relacionamentos.

Vejamos o caso de Marie, de 16 anos. Quando ela foi ao meu laboratório para participar de um estudo sobre ansiedade, tinha dificuldade em manter contato visual e só oferecia respostas monossilábicas às minhas tentativas animadas de puxar papo. No entanto, à medida que foi se abrindo, ela não apenas me contou mais sobre os ataques de pânico que tinha nos últimos seis meses, como também compartilhou uma história sobre como suas preocupações e "seus nervos" eram boa parte da razão por trás de ela ser uma boa amiga.

A melhor amiga de Marie, Sylvia, tinha passado a semana toda ocupada com a escola e duas atividades esportivas extracurriculares, uma rotina normal em que não sobrava tempo para se encontrarem. Quando ela finalmente conseguiu uma brecha no fim de semana para tomarem um milk-shake, Marie notou que Sylvia parecia inquieta e desviava o olhar quando falava sobre a festa que tinha acontecido no sábado anterior. Sylvia também abriu o sorriso falso que usava quando queria que adultos parassem de incomodá-la – um grande sinal de alerta! Enquanto Marie observava e ouvia Sylvia, sua própria ansiedade começou a aumentar. Ela simplesmente *sabia* que havia algo errado. Então, correndo o risco de irritar Sylvia, ela a colocou contra a parede. E Marie tinha razão. Acontece que Sylvia não apenas tinha terminado com o novo namorado, mas tinha feito isso porque ele havia tentado forçá-la a fazer sexo na festa. Ela mal conseguira se livrar dele. Sylvia não sabia o que fazer nem para quem contar. Marie lhe ofereceu apoio e a ajudou a pensar nos próximos passos. Foi em grande parte graças ao cérebro adolescente ansioso de Marie que ela conseguiu enxergar os sinais de que sua amiga estava passando por um momento difícil e oferecer o apoio necessário.

O perigo de ser perfeitinha

Quando pensamos da fragilidade da juventude, podemos supor que as garotas sejam as mais frágeis, especialmente quando se trata de ansiedade. E é verdade que, apesar de meninos e meninas apresentarem a mesma probabilidade de demonstrar níveis elevados de ansiedade na infância, as garotas têm o dobro de chance de serem diagnosticadas com transtornos de ansiedade depois da puberdade, e essa disparidade se perpetua ao longo da vida das mulheres. Há diversas teorias e debates sobre os motivos por trás disso, que vão desde a biologia feminina até as redes sociais. Porém um fator é basicamente indiscutível: muitas garotas aprendem desde pequenas que precisam ser perfeitinhas.

Ser perfeitinha é se tornar a personificação das qualidades da mulher ideal, uma pessoa que não apenas é inteligente, bonita e talentosa, como também sabe operar um fogão. Ela é forte, mas uma "dama", que nunca fala nos momentos errados nem alto demais, e é correta, sem chamar muita atenção. Quando a menina perfeitinha cresce e, depois de muito sangue, suor e lágrimas, ultrapassa barreiras para ganhar um lugar à mesa de decisões, ela ainda precisa enfrentar expectativas conflitantes: deve transmitir confiança e força, mas evitar passar a imagem de histérica; deve trabalhar o tempo todo, mas também ser dedicada à família.

O escopo e a intensidade dessas mensagens exigentes e confusas fazem com que as mulheres fiquem na mira do perfeccionismo, vivendo constantemente à beira do precipício do fracasso. Porque quem seria capaz de preencher todos esses requisitos? E, como vimos no capítulo 8, o perfeccionismo – ao contrário da busca pela excelência – não se trata de almejar grandes conquistas, mas de fugir do fracasso. Os perfeccionistas acreditam que só têm valor quando alcançam seus objetivos perfeitos, e qualquer fracasso destrói sua autoestima.

Infelizmente, o perfeccionismo não é raro entre garotas. Um estudo australiano de 2006 descobriu que 96 de 409 garotas adolescentes (quase 1 em cada 4) poderiam ser classificadas como portadoras de um perfeccionismo nocivo.[102] E garotas de realidades menos favorecidas não estão imunes às pressões para serem perfeitinhas. Um estudo de 2011 com 661 adolescentes de famílias com baixa renda mostrou que mais de 40% do grupo apresentava níveis elevados de perfeccionismo autocrítico.[103] E isso é transmitido pelas famílias. Um estudo de 2020 da Faculdade de Economia de Londres mostrou que filhos de pais perfeccionistas – tanto meninas quanto meninos – tinham mais chance de serem perfeccionistas também, sobretudo quando aprendiam que o amor, o afeto e a consideração dos pais eram condicionados às suas conquistas.[104]

Como isso se traduz na vida de jovens mulheres hoje em dia? Vejamos o exemplo "perfeito" de Annabelle, de 15 anos.

Annabelle frequenta uma escola academicamente exigente e está sempre entre os melhores da sua turma. Ela também é uma das estrelas do time de vôlei, apesar de ainda estar no segundo ano, é a primeira clarinetista da orquestra do seu grupo jovem e acabou de começar um namoro com um dos garotos mais populares da escola.

Cerca de dois meses antes de conversar comigo, as coisas começaram a desandar. Ela estava perdendo o foco nas duas matérias mais difíceis e sentia dores de cabeça terríveis algumas vezes por semana. Apesar de passar horas estudando todas as noites, esquecia metade do que lia e suas notas estavam caindo. Em casa, ela arrumava brigas com o irmão mais novo quase diariamente e passava cada vez mais tempo sozinha no quarto. Ela não era a única atravessando uma fase difícil. Algumas meninas da sua série tinham feito um pacto para se automutilarem juntas – se cortando e se queimando – depois de lerem sobre isso nas redes sociais. Elas a convidaram para entrar no grupo, dizendo que os cortes a fariam se sentir melhor nos momentos de muito estresse e ansiedade, especialmente por causa de deveres de casa e provas. Annabelle havia recusado a proposta, mas ainda cogitava essa possibilidade.

É uma bola de neve. As garotas se esforçam muito para serem perfeitinhas. E costumam conseguir, recebendo elogios constantes por suas conquistas impressionantes, que incluem notas boas, a beleza, ser bem-comportadas e arrasar na quadra de vôlei. Porém essas conquistas logo deixam de ser impressionantes e passam a ser comuns. Os padrões de excelência a serem alcançados só aumentam.

Os critérios para estudantes de realidades diversas podem ser ainda mais difíceis de alcançar.[105] Pesquisas sobre meninas negras nos Estados Unidos, por exemplo, mostram que, em 2012, apenas 9,7% de meninas negras foram identificadas como superdotadas e talentosas, em comparação com 59,9% de meninas brancas.[106] Se acrescentarmos a essa sub-representação algo chamado *ameaça do estereótipo* – o risco onipresente de ser julgada de acordo com estereótipos negativos da sociedade sobre seu grupo –, a pressão pode se tornar insuportável.

Porém, se garotas têm tudo para se tornarem perfeccionistas, isso significa que também têm tudo para buscarem a excelência. Afinal, em média, meninas apresentam resultados melhores do que meninos na maioria das matérias. Mais garotas do que garotos se formam no ensino médio entre os 10% melhores alunos da turma, apresentam médias gerais mais altas e uma tendência maior a fazerem matérias avançadas.[107] E isso não acontece apenas nos Estados Unidos. Uma análise de dados internacionais de 2018 mostrou que garotas apresentam mais conquistas educacionais do que garotos em 70% dos países estudados, independentemente do nível de igualdade entre gêneros, política, econômica e social do país.[108]

Como podemos contrabalançar as pressões para as meninas se tornarem perfeitinhas? Talvez devêssemos ensiná-las a se arriscarem mais? Afinal, é isso que fazemos com os meninos. Décadas de pesquisas mostram que adultos não apenas acreditam que meninos são menos vulneráveis a machucados do que meninas, como também os tratam dessa maneira.[109] Observe pais no parquinho com filhos brincando no balanço, no escorrega e no trepa-trepa. É fácil vê-los gritando "Você consegue!" para os meninos, enquanto as filhas escutam "Segure firme para não cair!". As lições aprendidas não se limitam ao parquinho nem à infância. Você pode ter ouvido falar da estatística de que homens se candidatam para vagas de emprego quando têm apenas 60% das qualificações necessárias, enquanto mulheres só fazem isso quando cumprem praticamente todas as exigências para o cargo. Apesar de amplamente citado, esse estudo feito a partir de um único relatório interno da Hewlett-Packard não analisou por que isso acontece. Outros estudos, inclusive um relatório publicado na *Harvard Business Review* em 2014, se aprofundaram no assunto.[110] Pesquisadores perguntaram para mulheres e homens por que tinham deixado de se candidatar a uma vaga de emprego para a qual não tinham todas as qualificações. As mulheres apresentavam o dobro de chances de responder que não queriam se colocar em uma posição em que fracassariam.

Candidatar-se a cargos para os quais não somos qualificados não parece ser a resposta, mas hesitar até estarmos 120% prontos também não é. A melhor solução é que nós, enquanto pais, nos inspiremos na busca pela excelência para ajudar nossas meninas e nossos meninos a serem excelentes, não perfeitos, a estarem prontos a trabalhar duro, a se candidatarem a empregos para os quais se sentem *quase* prontos, a arrasarem na entrevista e pularem do trepa-trepa quando tiverem a oportunidade. Para as meninas em específico, vamos ajudá-las a abandonar a ideia de que devam ser perfeitinhas para que passem a ter mais ousadia e ser menos boazinhas.

Minha filha, Nandini, estava na pré-escola quando a levei até o meu laboratório para uma sessão de treinamento de pesquisa. Ela seria minha cobaia. Meus assistentes estavam aprendendo a executar um experimento chamado "Círculos perfeitos".[111] Ele é utilizado há décadas. O objetivo é frustrar crianças, depois observar como elas reagem. Parece simples: apenas pedimos que elas desenhem um círculo, um círculo *perfeito*. Porém é menos fácil do que se imagina: "Nandini, pode me fazer um favor?", pedi. "Preciso que você desenhe um círculo verde perfeito. Aqui tem um giz de cera e um papel, pode tentar."

Assim como a maioria das crianças de 4 anos, ela desenhou o círculo, toda feliz. Ficou muito bom. Mas a tarefa exigia que eu dissesse: "Hum... não está direito. Ficou meio pontudo. Faça outro." Novamente, ela desenhou um círculo e olhou para mim, cheia de expectativa, confiante de que tinha acertado dessa vez.

"Hum... não está direito. Ficou mais fino aqui no meio. Faça outro." Dessa vez, ela levantou uma sobrancelha para mim. Mas estava determinada a acertar, então desenhou mais um. "Hum... não está direito. Ficou pequeno demais. Faça outro."

O experimento é cronometrado para durar exatamente três minutos e meio. O tempo passa devagar e dolorosamente quando você precisa dizer para uma criança fofa que ela está fazendo um péssimo trabalho em algo que ela *acreditava* dominar. Durante esses minutos horríveis, muitas crianças continuam desenhando, obedientes, mas deixam a frustração escapar ("Então me mostra como fazer direito!"). Outras ficam chorosas e nervosas, mas geralmente interrompemos o experimento antes de isso acontecer. Algumas até fingem que estão satisfeitas em continuar desenhando. Essas são do tipo que gostam de agradar as pessoas.

A minha filha? Nandini continuou desenhando aquelas porcarias de círculos, mas finalmente se virou para mim e disse: "Mamãe, sei que estou ajudando você com a sua pesquisa, mas acho que esse círculo está perfeito o suficiente. Acho que ficou bonito. A gente pode fazer outra coisa?" Essa é a minha pequena menina em treinamento para buscar a excelência.

Quando um não quer, dois não brigam

Não contei o que aconteceu depois que tentei ensinar Kavi a andar de bicicleta.

Assim que voltamos para casa, ele foi para o quarto, nitidamente abalado com a experiência. Após alguns minutos, pedi que descesse e se sentasse comigo à mesa da cozinha.

Respirei fundo e apertei "play" no vídeo. Enquanto ouvíamos juntos, ele me viu empalidecer e meus olhos se encherem de lágrimas. "O que houve, mamãe?", perguntou ele.

"Desculpe, querido. Eu queria que você escutasse o vídeo para entender como eu estava errada. Você tinha todos os motivos do mundo para ficar com medo. Você começou a aprender a andar de bicicleta agora e podia ter caído. Na verdade, é inteligente ficar ansioso em situações assim. Eu estava muito errada quando falei que não havia motivo para sentir medo. Desculpe. Você não fez nada de errado. E eu amo você do jeito que você é."

Esta última frase fez milagre. Os ombrinhos tensos dele relaxaram, ele olhou nos meus olhos e sorriu pela primeira vez desde que eu tinha tirado a bicicleta da garagem.

A boa notícia é que, assim como o de todos os pais não tão perfeitos assim, o sistema imunológico emocional dos nossos filhos é capaz de lidar com a maioria dos desafios que a vida e nós, seus pais, colocamos no caminho deles. E não só isso: eles se desenvolvem com isso. A outra boa notícia é que a ansiedade é uma via de mão dupla entre pais e filhos. E quando descobrimos que a ansiedade das crianças não vai fazer mal a elas, talvez sejamos capazes de entender a mesma coisa sobre a nossa.

Pouco depois disso, Kavi aprendeu a andar de bicicleta. Ele teve um pouco de dificuldade, mas não me importei. Nem ele. Nós dois encaramos nossas ansiedades juntos, e isso nos fortaleceu.

— 10 —

Como ser ansioso do jeito certo

> Aquele que aprende a ser ansioso da forma correta aprende o mais importante.
>
> — Søren Kierkegaard, *O conceito de angústia* [112]

Com essa citação do Santo Padroeiro da Ansiedade, voltamos para o começo. Aprender a ser ansioso da forma correta, mesmo quando a sensação é desagradável, é o destino final e o propósito deste livro.

Se chegou até aqui, você talvez imagine o que essa convocação à ação significa para a sua vida, pois, em algum momento, você se deparou com um fato inegável: a ansiedade é difícil. Tão difícil que, às vezes, ela é não apenas desagradável, como nos impede de viver como desejamos.

Até este ponto, ofereci algumas sugestões sobre o que você pode fazer para ser ansioso do jeito certo. Não apresentei listas de tarefas, deveres de casa nem estratégias terapêuticas a serem decoradas. Mesmo assim, fiz uma promessa: se você desafiar suas próprias crenças sobre a ansiedade, sobre o que ela é, o que não é, para que serve e como afeta sua vida, sua nova mentalidade mudará completamente a forma como você a enxerga e, como resultado, sua vida e seu futuro serão melhores.

Não me entenda mal; não existe uma fórmula exata para aprendermos a mudar de paradigma. Mas acredito que mudar sua mentalidade causará uma transformação poderosa, ajudando você a ver o mundo com novos olhos, tomar decisões diferentes e experimentar coisas novas. Isso exigirá trabalho. Mas, se leu até aqui, você já considerou se dar a esse trabalho.

Neste último capítulo, ofereço três princípios básicos para ajudar você a começar a fazer amizade com a sua ansiedade. Resumindo tudo que escrevi até aqui, são passos que nos ajudam a permanecer no caminho certo quando a ansiedade se torna confusa, um fardo, e nos atrapalha.

Observe que são princípios, não dicas nem estratégias. Não que estratégias sejam ruins; há muitas dicas e ferramentas excelentes para lidar com a ansiedade por aí. O problema das estratégias é que elas têm o objetivo de *superar* a ansiedade.

Em vez disso, os três princípios deixam claro que superar a ansiedade não é o objetivo. O objetivo é compreender o que ela está lhe dizendo e tentar usar essa informação para melhorar a sua vida.

Os três princípios são:

1. A ansiedade é uma informação sobre o futuro; escute o que ela diz.
2. Se a ansiedade não for útil, ignore-a por enquanto.
3. Se a ansiedade for útil, use-a para fazer algo de bom.

1. A ansiedade é uma informação sobre o futuro; escute o que ela diz

A ansiedade não passa de um conjunto denso e poderoso de informações. Ela combina sensações físicas – aceleração dos batimentos cardíacos, nó na garganta, caretas – com uma enxurrada, às vezes uma inundação, de pensamentos e crenças, que incluem preocupações, ruminação de ideias e soluções capazes de resolver tudo. E tudo isso direciona seu foco para algo importante. Ela diz que coisas ruins *podem* acontecer, mas ainda não aconteceram, e você ainda tem tempo e capacidade para resolver tudo e conseguir o que deseja. É por isso que a ansiedade manifesta esperança.

Porém, para conseguir isso, a ansiedade *precisa* ser desconfortável. Ela precisa que você se empertigue e preste atenção. É um sinal que dá energia, que aumenta o foco e a motivação quando você diminui a distância entre o lugar em que está agora e aonde deseja chegar. Nenhuma outra emoção é tão eficiente em nos manter ligados no futuro, permitindo que nos concentremos nas ameaças e nas recompensas, e nos impulsionando rumo aos nossos objetivos. É por isso que a ansiedade é útil: ela nos faz mergulhar de cabeça em um propósito.

Mas aqui está a ironia: apesar de o incômodo causado pela ansiedade nos fazer prestar atenção no que é importante, esse incômodo também torna difícil dar ouvidos a ela. Nós vamos querer fugir dessas sensações terríveis – a menos que criemos o hábito de conviver com elas antes de tentarmos eliminá-las.

É por isso que, quando se trata de escutar o que a ansiedade tem a dizer, a curiosidade é nossa melhor amiga.

Não estou dizendo que você deveria *desejar* ficar ansioso. Não batizei este livro de *Ame sua ansiedade* – apesar de esse título ter passado pela minha cabeça –, porque nem toda ansiedade é útil. No entanto, a forma como você encara a dor da ansiedade fará toda a diferença em termos de quanto se sente desconfortável com ela, do quanto consegue suportá-la e de como consegue aproveitá-la.

Sendo assim, não ame a sua ansiedade. Nem chegue a gostar dela. Só tenha curiosidade sobre ela.

À primeira vista, talvez isso não faça muito sentido. Como sentir curiosidade sobre algo que está machucando você? Mas a ansiedade não é perigosa. Ao abordá-la com curiosidade, você enfatiza esse fato fundamental. Você percebe que é seguro investigá-la. Isso muda tudo.

Lembre-se do teste de estresse social de Trier (TSST) do capítulo 1, em que pessoas socialmente ansiosas foram julgadas por desconhecidos antipáticos durante tarefas difíceis como falar em público e realizar desafios matemáticos complicados.[113] Esses participantes foram avisados de antemão que suas reações naturais à ansiedade – o coração disparado, a respiração acelerada, a sensação ruim na boca do estômago – eram, na verdade, sinais de que seu corpo estava energizado e se preparando para encarar as tarefas difíceis pela frente. Algumas pessoas podem ter dificuldade para aceitar isso, devido a algo chamado sensibilidade à ansiedade, a crença de que a ansiedade em si é psicológica e clinicamente nociva. Mas essa visão foi corrigida no estudo; os participantes foram informados de que a ansiedade era saudável e os ajudaria a ter o melhor desempenho possível, de forma que havia um incentivo para que sentissem mais curiosidade e apreço pelas emoções desconfortáveis que estavam prestes a sentir.

E deu certo.

Em comparação com os participantes do estudo que não foram informados de que a ansiedade é benéfica, eles tiveram reações físicas mais saudáveis: vasos sanguíneos mais relaxados, batimentos cardíacos mais lentos. Como a pressão alta e um coração disparado podem causar danos ao corpo ao longo do tempo, isso mostra que a ansiedade passou a ser menos nociva para os participantes assim que eles pararam de acreditar que ela fazia mal. Em vez disso, o corpo deles reagiu da mesma maneira que um corpo saudável ao encarar uma tarefa difícil.

Existe um segundo aspecto importante sobre escutar a ansiedade: notar quando ela aumenta, diminui ou mesmo desaparece. Em outras palavras, seu nível de ansiedade muda. Ele tende a atingir o auge no começo de um momento desafiador ou quando você encontra um obstáculo no caminho, mas cai após o desafio ser superado e o objetivo, conquistado. A interrupção da ansiedade é uma informação tão importante quanto seu princípio. Significa que você pode tirar o pé do acelerador. Nesse sentido, a ansiedade é bem parecida com a dor física, ou seja, muito útil ao nos incentivar a tomar providências que protegem o corpo, como afastar a mão de uma panela quente, mas igualmente útil quando desaparece, mostrando que o perigo passou. Ter curiosidade sobre a ansiedade significa ouvir o que ela vai nos dizendo pelo caminho: quando começa, quando muda e quando silencia.

Se você quiser ser mais aberto e curioso sobre a ansiedade, precisa ressignificar a palavra.

Para aprender a fazer isso, vamos mudar um pouco de assunto para analisar a linguagem moderna da ansiedade. A palavra se tornou onipresente. Análises de texto na internet mostram que hoje as pessoas têm uma propensão dez vezes maior de escrever ou pronunciar o termo *ansiedade* do que 40 anos atrás. Nesse sentido, a ansiedade se tornou o novo estresse. Na minha infância durante os anos 1980, *estresse* era a palavra da moda. Naquela época, se alguém me perguntasse "Tudo bem?" e minha resposta não fosse "Tudo bem, obrigada", haveria uma boa possibilidade de ser "Ah, tudo, mas ando bem estressada". "Estressado" era o apelido de qualquer sentimento levemente desagradável – cansaço, perturbação, raiva, preocupação, medo e tristeza, mesmo em um contexto feliz. Como estão os planos para o seu casamento? Ah, estão ótimos, mas estou estressada. Como vai a recuperação da cirurgia? É bem estressante, mas vou conseguir.

Ansiedade ocupou o espaço de *estresse* no nosso vocabulário emocional para todo sentimento desconfortável, toda sensação de incerteza. Ficamos ansiosos porque vamos fazer uma apresentação, sair em um encontro às cegas, começar um novo emprego. A palavra absorveu todo o espectro de sentimentos desde o pavor até uma expectativa agradável. Mas o mero uso dela nos faz encarar nossas experiências de forma negativa, infundindo-as de perigo e um toque de algo estranho. Em parte, isso acontece porque não existem palavras que descrevam nuances da ansiedade na língua inglesa.

Isso não acontece em todos os idiomas, muitos dos quais têm palavras distintas para a ansiedade saudável e a debilitante. Na língua khmer do Camboja, não é incomum sentir medo, ou *khlach*, e preocupação, ou *kut caraeun*. Em contraste, *khyal goeu*, ou "sobrecarga de vento", se refere a uma experiência semelhante a um ataque de pânico, uma crise perigosa de desmaios, junto com palpitações, visão embaçada e falta de ar. Em algumas culturas falantes do espanhol, o *ataque de nervios* inclui gritos ou berros descontrolados, choro, tremores, sensações de calor subindo pelo peito e cabeça, experiências de dissociação ou de "sair do corpo", e agressões verbais ou físicas. Porém a palavra para a ansiedade inquietante e a antecipação pelo futuro são distintas: *la preocupación* e *la ansiedade* para a angústia, e *el afan* para uma expectativa empolgante.

Não estou dizendo que os falantes de khmer ou espanhol sofram menos de ansiedade debilitante – apesar de esse, talvez, ser mesmo o caso. A questão é que a palavra *ansiedade* na língua inglesa, que é a mais usada nas ciências médicas, significa tudo, desde uma expectativa simples até um transtorno clínico. Essa imprecisão torna a ansiedade mais esmagadora e difícil de explicar.

Profissionais da área da saúde mental do Instituto de Saúde Global Duke, trabalhando há anos no Nepal, aprenderam em primeira mão sobre a importância de entender os termos certos para ansiedade depois de sofrerem consequências negativas involuntárias por terem deixado de atentar a essa questão. Terapeutas frequentemente traduziam o transtorno do estresse pós-traumático (TEPT) como *maanasik aaghaat*, ou "choque cerebral". No entanto, no Nepal, assim como na Índia e no Paquistão, existe uma distinção importante entre o cérebro, ou *dimaag*, e a "mente-coração", ou *mann*.[114] O *dimaag* é apenas físico, assim como outros órgãos, como os pulmões e o coração. Se o *dimaag* for danificado, acredita-se que os danos sejam irreversíveis, com poucas chances de recuperação. Em contraste, se o *mann* passar por algum problema, o coração e a mente podem receber cuidados e ser curados. Ao oferecer o diagnóstico de "choque cerebral" para os pacientes nas áreas rurais do Nepal que sofriam de TEPT, os terapeutas inadvertidamente faziam com que eles acreditassem que seu problema não tinha cura e, em sua angústia, muitos recusavam tratamento. Parte da tragédia era que uma reflexão sobre a linguagem da ansiedade poderia ter prevenido essa falha de comunicação dolorosa.

Ao sentir curiosidade sobre a ansiedade e prestar atenção nas palavras usadas para descrevê-la, não são necessárias técnicas complexas para conseguir dar ouvidos a ela. Pode ter certeza de que você tem a capacidade de entender o que sua ansiedade diz e que ela, assim como todas as emoções, inevitavelmente passará. Mas não perca a oportunidade de acolher seus sentimentos e pensamentos – a energia vibrante como combustível percorrendo suas veias, o desejo passional, o medo paralisante, a dúvida que costuma ser acompanhada de perto pela confiança crescente de que talvez você tenha tudo de que precisa para conquistar o sucesso. Por sua natureza, sentimentos são energia que precisam de propósito e direção. Eles vão da ansiedade à esperança, da preocupação ao fascínio. Você tem espaço e tempo suficiente para ser curioso e observar, porque sabe que a ansiedade não dura para sempre.

Escute a ansiedade dos outros também. Expressar a sua aceitação da ansiedade de pequenas formas causa um grande impacto. Se você perguntar "Como foi seu dia?" para amigos e parentes, em vez de fazer uma pergunta tendenciosa do tipo "Seu dia foi bom?", a conversa muda. Você começa uma investigação em que não pressupõe nem busca por uma resposta específica. Perguntas que não podem ser respondidas com sim ou não acabam evitando a pressão por respostas alegres e afirmativas como "Meu dia foi ótimo!". Não importa se a resposta for boa ou ruim, preocupada ou esperançosa, você demonstra curiosidade sobre as possibilidades, dizendo "Conta mais", "Como você se sentiu?", ou "Eu entendo". Deixe o sentimento em paz; resista à tentação de julgá-lo, censurá-lo ou tentar oferecer uma solução naquele instante. Isso aumentará sua capacidade de ouvir a ansiedade e ajudará seus entes queridos a fazer o mesmo.

2. Se a ansiedade não for útil, ignore-a por enquanto

Passei boa parte deste livro dizendo que você não deve reprimir a ansiedade, que não deve temê-la e com certeza não deve negá-la ou detestá-la. Eu disse que a ansiedade contém informações valiosas e que, quando a escutamos, aprendemos mais sobre nós mesmos e as coisas que nos são importantes. A ansiedade é a emoção que pode nos ajudar a fazer o que é necessário para melhorar a vida.

Mas nem sempre.

A ansiedade não é útil nem simples de entender *todas* as vezes. Há ocasiões em que ela demora para revelar sua mensagem. Noutras vezes, ela não serve para nada, transmitindo muita emoção, porém nenhuma informação útil aparente.

É aí que está a importância de reconhecer que a ansiedade

pode ser classificada em duas categorias: útil e inútil. Como diferenciar as duas?

Você acorda de manhã pensando naquele problema sério na escola da sua filha, no prazo para entregar um trabalho ou no eletrodoméstico quebrado que *precisa* ser substituído. Você tenta parar de pensar nisso, mas sua mente fica voltando ao assunto sem parar. Essas preocupações mostram, de forma bem clara, o motivo por trás do seu incômodo, incentivando-o a tomar providências específicas.

Isso é uma ansiedade útil.

Então temos a inútil – ou que *ainda* não é útil –, que costuma ser classificada assim por dois motivos: ou ela não oferece sugestões de providências práticas que possam ser tomadas, ou é difusa e não foi causada por um motivo específico. Quando a ansiedade não oferece alternativas, você sente que não está no controle. Não há como entender o que poderá fazer para aliviar seus sentimentos e resolver a situação. É como quando você vai ao médico fazer uma biópsia: não há nada a fazer antes de os resultados saírem. Esse tipo de ansiedade pode fazer você se sentir sobrecarregado e indefeso, preso em um ciclo de preocupações e apreensões extremas. É difícil descobrir como tirar proveito dela.

Então temos a ansiedade difusa, uma sensação de angústia tão vaga que é difícil identificar se algo exige sua atenção ou quais medidas devem ser tomadas, como quando você é tomado por um pavor persistente e destrutivo, sentindo que o mundo saiu dos eixos, mas não consegue de jeito nenhum compreender por quê. Talvez, com o tempo, a causa dessa ansiedade se torne compreensível, e então será possível lidar com ela. Ou talvez seja um alarme falso – há fumaça, mas não há fogo. A ansiedade não é perfeita. Ela é humana, então comete erros de vez em quando.

Em todos esses casos, você só precisa deixar a ansiedade de lado por precaução e tentar algo diferente. Desapegue da ansiedade.

Isso não significa que você deve suprimi-la nem tentar apagá-la. Apenas tire uma folga dela e vá fazer outra coisa. A ansiedade ficará esperando e, quando você voltar, talvez descubra que algo que fez já aliviou a sensação. Ou talvez que a ansiedade não fosse nada no fim das contas, apenas um alarme falso.

Décadas de pesquisa mostram as melhores formas de desapegar: cultivar experiências que diminuam seu ritmo e façam você mergulhar no presente. Quando a ansiedade toma conta de mim, costumo ler um dos meus poemas favoritos ou escutar músicas que me levam para outros lugares. Faço uma caminhada para apreciar a beleza do mundo natural, admirando as árvores magníficas, notando como a luz brilha em um prédio ou focando minha atenção nos lindos veios de uma folha. Costumo entrar em contato com amigos que fazem com que eu me sinta à vontade, porque me conhecem melhor do que ninguém.

Seja lá qual for a experiência que diminua seu ritmo e faça você mergulhar no presente, dedique um tempo a ela. Assim começará a romper o círculo vicioso de ansiedade que faz você se perder em preocupações e medos. Você também se tornará mais fascinado e aberto ao fato de que faz parte deste grande universo de possibilidades e que há espaço para você buscar o seu propósito especial nele.

Energizado por essas experiências, tendo encontrado conforto e clareza, você pode voltar para a ansiedade – pode pensar nela e ouvi-la. Você encontrará uma forma de torná-la útil e então, no último passo, poderá se inspirar nela para fazer algo interessante.

3. Se a ansiedade for útil, use-a para fazer algo de bom

Tendemos a encarar a ansiedade como um fracasso: se está se sentindo mal, deve haver algo errado com você. Como resultado, nosso objetivo passa a ser lidar com a ansiedade de forma que ela desapareça. Quando isso acontece, é sinal de que estamos felizes e saudáveis.

Esse é exatamente o oposto do que proponho.

Uma vida livre de ansiedade é um objetivo impossível, além de ser uma ideia ruim, porque você *precisa* de ansiedade para tornar sua vida melhor, especialmente em momentos desafiadores. Como vimos ao longo deste livro, ela permite que você enxergue o que é importante e se concentre nisso, rejeitando as distrações e dedicando todas as suas forças para resolver o problema ou realizar seus desejos. Não é um barulho a ser silenciado, mas um alarme audível, vibrante, que se destaca em meio aos sons difusos da vida.

Nossa mente passa metade do tempo divagando. Não é um erro evolutivo, porque quando entra no chamado modo padrão durante as divagações mentais, o cérebro descansa, ao mesmo tempo que continua ativo.[115] Pesquisas mostram que ele permanece remoendo pensamentos sobre você mesmo e outras pessoas, sobre objetivos e opções. De fato, isso faz com que ele conserve energia até algo chamar sua atenção, como um motorista distraído ao volante em uma estrada do interior que recupera completamente o foco quando um temporal começa do nada. A ansiedade é o sinal de que chegou a hora de prestar atenção. Sua ordem: *Uma tempestade está chegando, prepare-se para agir.*

A ansiedade reúne nossa atenção e energia porque quer que façamos alguma coisa. E como qualquer energia que não pode ser criada nem destruída, ela precisa ser convertida, canalizada e direcionada. Caso contrário, a pressão vai aumentando, e sua qualidade de vida acaba sendo afetada.

Um dos estudos longitudinais mais longos e abrangentes já conduzidos, o Estudo de Harvard sobre Desenvolvimento Adulto, permitiu que gerações de pesquisadores tentassem encontrar a resposta para uma pergunta fundamental: o que leva a uma vida saudável e feliz?[116] O estudo foi iniciado em 1928 e acompanhava o bem-estar de 268 alunos do segundo ano de Harvard durante a Grande Depressão de 1929 – apenas homens, porque mulheres não podiam estudar em Harvard na época. Em seguida, a pesquisa foi se ampliando e passou a acompanhar mais de 1.300 pessoas com uma variedade de estilos de vida, ao longo de 78 anos. Os pesquisadores descobriram que, além de ter bons relacionamentos, um dos melhores indicadores de saúde e felicidade – mais determinante do que classe social, QI e fatores genéticos – é ter um senso de propósito na vida e transmiti-lo para a geração seguinte. Isso não é nenhuma surpresa. É apenas uma daquelas descobertas que seguem a linha "algo que sua avó poderia ter lhe contado". Mas faz parte do motivo pelo qual ser ansioso do jeito certo significa canalizar a ansiedade para um objetivo.

Quando meu filho começou o sétimo ano, perguntei em que ele pensava quando ouvia a palavra *ansiedade*. Sua resposta: "Estar sozinho em uma sala, estressado, provavelmente cheio de deveres de casa." Quando fiz a mesma pergunta para minha filha, na época no quarto ano, ela disse: "É quando você fica nervoso ou quando duvida que vai conseguir fazer alguma coisa. Tipo quando precisa levantar na aula para responder à professora ou dançar em um palco." Suas respostas não apenas foram reflexos das suas personalidades diferentes – que são muito diferentes mesmo –, como também do fato de que, como alunos do sétimo e do quarto ano, eles tinham objetivos e preocupações distintas. Como uma bússola, a ansiedade apontou cada um para seu norte, para seu propósito único: para Kavi, lidar com novas demandas acadêmicas; para Nandini, administrar impressões sociais.

A ansiedade nem sempre nos aponta um propósito. No transtorno obsessivo-compulsivo, ela gera um círculo vicioso em que compulsões, como lavar as mãos, verificar algo ou se assegurar das coisas consomem todo o tempo da pessoa. Na hora, essas ações amenizam a sensação ruim, porém esse alívio sempre é temporário. A ansiedade intensa volta e as compulsões precisam ser retomadas. Por isso elas não funcionam a longo prazo, porque não são atos significativos, eficazes. Elas não solucionam problemas, não nos ajudam a crescer nem abordam as circunstâncias reais da ansiedade. Assim, o círculo vicioso persiste.

Por outro lado, a ansiedade útil não pode ser separada do propósito. Isso acontece porque, como discutimos no capítulo 2, ela está ancorada no circuito cerebral de recompensas, na motivação alimentada pela dopamina para seguir em frente apesar dos desafios e alcançar as coisas prazerosas. A ansiedade incentiva as pessoas não apenas a evitar desastres, mas a alcançar satisfação, alívio, esperança, fascínio, prazer e inspiração. Você só se sente ansioso quando se importa, então para onde sua ansiedade está apontando?

No meu caso, ela apontava para meu propósito: uma carreira como cientista e escritora. Eu jamais teria construído um laboratório de pesquisa bem-sucedido sem minhas habilidades alimentadas pela ansiedade: ser insistentemente curiosa, incansável na busca de charadas do mundo das pesquisas, organizada como Marie Kondo e capaz de fazer listas de altíssima qualidade, com uma pitada saudável de persistência teimosa e atenção obsessiva aos detalhes. A ansiedade me ajudou como escritora também, tanto na minha capacidade de permanecer dedicada a um manuscrito mesmo na 20ª revisão quanto porque aprendi que escrevo melhor quando o assunto tem conexão com coisas importantes para mim, coisas que me dão um senso de propósito.

Com propósito, não quero dizer uma visão grandiosa nem uma missão de vida vibrante. Estou falando dos valores e prioridades que fazem você ser a pessoa que é, que dão significado à sua vida. Você pode explorar isso por conta própria, usando uma técnica criada por Geoffrey Cohen e David Sherman na Universidade de Stanford, chamada *autoafirmação*.[117] Experimente.

Funciona assim: classifique as seguintes áreas de acordo com quais mais refletem os valores que fazem você ser a pessoa que é e que fazem você se sentir bem consigo mesmo: (1) habilidades artísticas e apreciação estética, (2) senso de humor, (3) relacionamentos com amigos e parentes, (4) espontaneidade e aproveitar o momento presente, (5) habilidades sociais, (6) habilidades atléticas, (7) habilidade e apreciação musical, (8) beleza física, (9) criatividade, (10) habilidades empresariais e administrativas e (11) valores românticos.

Agora, pegue os três primeiros da sua lista e escreva sobre como eles refletem a pessoa que você é e o seu propósito na vida. Tire alguns minutos para analisar cada característica. Escreva até esgotar suas palavras, e então escreva um pouco mais.

Pesquisas mostram que, quando pessoas dedicam um momento para se autoafirmar – para expressar o que valorizam e por quê –, o humor delas melhora, sua concentração e aprendizado aumentam, seus relacionamentos se tornam mais gratificantes, e até sua saúde física é estimulada. Esses benefícios podem persistir por meses ou até anos.

Quando você canaliza a ansiedade para ir atrás do seu propósito ou dar prioridade a ele, ela se transforma em coragem. É aí que percebemos que não só não há problema algum em ficar ansioso por algo que desejamos e valorizamos, como isso acontece *porque* nos importamos. É por isso que continuamos seguindo em frente, mesmo quando é difícil. A ansiedade nos dá ímpeto, liberta nossa força. E a parte mais maravilhosa é que ela naturalmente diminui quando tomamos atitudes significativas e inteligentes. Quando deixa de ser necessária, desaparece.

É por isso que a ansiedade existe: ela nos permite cumprir nosso propósito de vida. Nossos propósitos, melhor dizendo. Sejam eles associados a família, trabalho, hobbies ou comunidades de fé, as pessoas têm uma série de propósitos por diferentes motivos – algumas porque acreditam que devem tê-los, outras porque é um ideal que almejam. É importante saber se a sua motivação é determinada por um senso de obrigação ou por seus ideais, porque isso influencia suas ações.

Vejamos o exemplo de dois estudantes que têm o objetivo de tirar 10 em uma matéria. Um deles espera tirar 10 e se sentirá extremamente satisfeito se isso acontecer. Ele é motivado pelos ideais de conquistas positivas e crescimento.

O segundo, em contraste, acredita que tirar 10 é algo que precisa fazer para estar à altura de seus critérios pessoais e agradar os outros. Ele é motivado a evitar o fracasso e manter as coisas como estão.

A motivação de cada um molda a maneira como os estudantes tentam cumprir seu propósito. O que só pensa em termos de obrigações será vigilante e deliberado, tomando cuidado para evitar erros e seguir todos os requisitos do curso ao pé da letra para não fracassar. Já no caso do estudante motivado por ideais, é mais provável que ele não apenas trabalhe duro, como também se esforce para superar expectativas, no anseio de ir além do que é exigido, em sua busca por aprender e alcançar algo novo. Dá para entender as vantagens das duas abordagens. Mas o caminho que você escolhe depende dos seus valores.

E. Tory Higgins, professor de psicologia na Universidade Columbia, passou décadas formulando e estudando como obrigações e ideais influenciam a motivação e as conquistas.[118] Ele descobriu que, quanto mais as pessoas tentam cumprir seus objetivos usando métodos compatíveis com seus valores pessoais – isto é, com entusiasmo e expansividade se enfatizam ideais; vigilantes e cuidadosas se enfatizam obrigações –, mais se envolvem no que fazem, mais sucesso alcançam e melhor se sentem. Quando existe uma incompatibilidade, quando pessoas focadas em ideais tentam cumprir objetivos porque "são obrigadas", por exemplo, a ansiedade e o sofrimento dessas pessoas aumentam. Suas emoções mostrarão se você está desalinhado com seu propósito.

Higgins e seus colegas demonstraram diversas vezes as vantagens de agir de acordo com o seu estilo de motivação. Em um estudo sobre objetivos nutricionais, por exemplo, a ênfase natural das pessoas em ideais ou obrigações foi avaliada antes do experimento.[119] Então elas foram incentivadas a comer mais frutas e legumes devido aos benefícios para sua saúde (ideais) ou pelos custos à saúde se não o fizessem (obrigações). Quando sua motivação se encaixava com o motivo apresentado para se alimentar de forma saudável, elas aumentavam a ingestão de frutas e legumes em cerca de 20% na semana seguinte. Higgins e seus colegas mostraram que a vantagem desse alinhamento não se limita à alimentação saudável. Isso também influencia o que as pessoas compram, suas crenças políticas e seus julgamentos morais sobre certo e errado.

E você? Você se motiva pelas coisas que acredita que deve fazer ou pelo que sonha ser possível? Talvez você descubra que as suas motivações mudam de acordo com a situação, então não suponha que vai encontrar a mesma resposta todas as vezes. A ansiedade pode ajudar você a entender exatamente onde se encaixa.

Recentemente, ao passar por um momento de ansiedade intensa, descobri ser esse o caso. Eu estava muito ansiosa por causa de uma experiência extremamente estressante pela qual meu marido passava no trabalho, que ameaçava seu emprego. Eu estava me esforçando para lhe oferecer apoio, mas também tinha dificuldade em administrar minha própria angústia.

Logo entendi que não era apenas a ameaça da situação que intensificava minha ansiedade até ela parecer sufocante, impossível de administrar, mas o fato de eu não ter controle algum sobre a situação. Não havia nada que eu pudesse fazer e nenhuma forma de ajudá-lo além do apoio que eu estava oferecendo. Minha ansiedade não tinha para onde ir, porque eu me sentia sem propósito.

Então mudei minha abordagem e fui procurar um. Boa parte do que eu desejava naquela situação era motivada por obrigações: eu queria desesperadamente evitar um desastre, eliminar todas as coisas ruins, fazer tudo voltar ao normal. Mas esses não eram objetivos que eu poderia conquistar diretamente. E não estavam alinhados com a minha motivação natural de priorizar ideais.

Então me voltei para as coisas que sempre me ajudaram a manifestar meu propósito. Primeiro, tentei permanecer ao lado do meu marido, lhe oferecendo apoio incondicional enquanto eu recebia apoio emocional de amigos e parentes que entendiam a situação. Relacionamentos com entes queridos enchem minha vida de propósito e significado. Isso ajudou a acalmar o fogo da minha ansiedade.

Depois recorri a outro aspecto profundamente significativo da minha vida: a escrita. Escrevi tudo sobre a situação, contei a história sob todos os pontos de vista: a sequência detalhada dos acontecimentos, as reações do meu marido, todos os pensamentos que tive e todos os sentimentos. O texto não ficou muito bonito. Na verdade, ficou péssimo. Mas eu não precisava que ficasse bem escrito. Escrever me ajudou a me aprofundar nos meus sentimentos, a entender o que estava acontecendo, a dar forma ao que antes parecia um caos. Escrever permitiu que eu aproveitasse minha ansiedade para cultivar novas percepções e uma perspectiva diferente. Fazer isso não mudou nem melhorou nada naquela situação, mas, pela primeira vez em dias, eu me sentia capaz de lidar com tudo que estava enfrentando.

Minha experiência é um exemplo de como encontrei um caminho para ser ansiosa do jeito certo – mesmo quando a ansiedade parecia maior do que eu conseguia suportar. Mas também é um exemplo de privilégios. Tive o apoio de entes queridos, um teto sobre minha cabeça e o luxo de poder tirar um tempo para escrever. E, apesar de sentir que as coisas estavam fora do meu controle, ainda havia muitos aspectos da minha vida que eu podia controlar.

Mas e se houvesse um problema muito real e duradouro, e poucas opções? E se a incerteza for uma companhia constante e for difícil encontrar um propósito? Será que a ideia de usar a ansiedade para fazer algo útil, para ir atrás de um propósito, continua sendo válida?

Acredito que a resposta seja sim, porque a ansiedade em si não é um fardo, mas um presente que nos impede de desistir. Ela é dolorosa em muitos momentos, mas faz com que sejamos capazes de manifestar esperança. As pessoas que só sentem depressão acabam desesperançadas e podem até desistir. Mas os ansiosos ainda se importam com a vida. Eles ainda têm algo pelo qual acreditam que vale a pena lutar. E se conectarem esse apego até ao menor dos propósitos, a ansiedade os impulsionará adiante.

O resgate

Vivemos em um mundo de ideais e obrigações. A ansiedade é uma companheira nessa jornada. Neste capítulo, expliquei o que acho que você deve fazer e o que você idealmente faria para ser ansioso do jeito certo. Mas não é fácil. Mudar nunca é fácil, e quase nunca existe apenas um jeito certo de fazer as coisas, sobretudo quando se trata da ansiedade. A multiplicidade de possibilidades é maravilhosa, mas isso também dificulta as coisas. Felizmente, temos alguns critérios que podemos seguir.

O maior de todos é honrar a ansiedade – não gostar dela nem amá-la. Isso significa dar ouvidos a ela, entender se é útil ou não e canalizá-la para priorizar e ir atrás do nosso propósito. Quando esse propósito girar em torno de celebração, fascínio, conexões e criatividade, ela será uma força poderosa em prol da alegria. A ansiedade está pronta para fazer isso. Ela evoluiu para isso, levando junto o cérebro, o corpo, o coração e a mente.

Por trás de tudo que você faz na vida – amar sua família, perder um prazo, fazer compras no mercado, assistir a um jogo de futebol com seus amigos, tomar uma xícara de chá, tocar piano, sobreviver a uma pandemia, treinar na academia, esquiar, gritar com seus filhos, escrever poesia, sair de férias –, há uma corrente profunda de ansiedade, um rio forte, rápido, com redemoinhos e turbilhões em que você pode mergulhar para reunir mais energia, sabedoria, inspiração, esperança e conhecimento. Você pode se afogar nesse rio? Com certeza. Mas também pode seguir o fluxo.

Não importa a sua posição na escala da ansiedade, você pode dar ouvidos a ela e acreditar que essa emoção às vezes apavorante é sua aliada. Encarar a ansiedade dessa forma exige uma mudança de percepção, como a famosa ilusão de ótica do vaso de Rubin que mencionei antes. Bem diante dos seus olhos, o vaso muda de repente, deixando de ser um objeto e se transformando no espaço negativo entre dois rostos de perfil. O que você vê: o vaso, os rostos ou as duas coisas?

Não repense a ansiedade. Não a neutralize. Reivindique-a como você faria com uma história perdida ou um presente esquecido em uma caixa no alto do armário. Ela pode ser um ponto forte e, como todo verdadeiro ponto forte, tem suas vulnerabilidades. É por meio dessas vulnerabilidades que você descobrirá a melhor e mais verdadeira versão de si mesmo.

Ao resgatar a ansiedade, resgatamos a nós mesmos.

Agradecimentos

Escrever este livro foi uma das coisas mais difíceis e satisfatórias que já fiz. Só posso comparar a ver meu filho passar pelo tratamento da sua cardiopatia congênita, que culminou na operação de peito aberto quando ele tinha quatro meses. Não faço essa comparação porque escrever este livro tenha sido tão terrível assim – longe disso –, mas porque, sempre que penso nessas duas experiências, acabo voltando à mesma pergunta, "Como consegui fazer isso?" A resposta nos dois casos: com (muita) ajuda dos meus amigos.

A lista de pessoas impressionantes que tenho a sorte de ter entre os meus amigos precisa começar por meus agentes, Richard Pine e Eliza Rothstein, e toda a família Inkwell. Vocês são simplesmente os melhores. Richard, obrigada por seu brilhantismo e humor, por sua bondade e por suas reflexões, que parecem estar corretas em 92% das vezes. Eliza, você me guiou com compaixão por muitos altos e baixos e fez com que este livro se tornasse muito melhor com seus feedbacks incisivos. Você sempre é minha arma secreta. Nada disso seria possível sem vocês dois. Vocês me deram uma oportunidade. Estou me esforçando para não estragar tudo.

Então temos Bill Tonelli – meu terapeuta, professor, conselheiro e, por último mas não menos importante, editor. Bill, você é único. Você me ajudou a encontrar minha voz. Quando me digladiei com ideias grandiosas e fiquei com vontade de desistir da luta, você me disse "Não desista agora". Tenho muita sorte por trabalhar com você.

Para Karen Rinaldi e toda a equipe da HarperWave: obrigada por acreditarem na mensagem de *Não tenha medo da ansiedade* e colocá-lo no mundo com tanta excelência e sabedoria. Eu me sinto muito abençoada por trabalhar com você e sua equipe maravilhosa.

Dr. Charles Platkin, que é um colega de trabalho e um amigo querido, foi meu sócio oculto nesta empreitada. Ele me ajudou e me aconselhou em cada passo do caminho. É uma das pessoas mais brilhantes e impressionantes que conheço, ao mesmo tempo que é superíntegro. Obrigada, Charles, por acreditar em mim. Seu espírito generoso tornou minha vida muito melhor.

Reshma Saujani e Nihal Mehta merecem um agradecimento especial – eu não poderia ter pessoas que me apoiassem e incentivassem mais do que vocês. Sou muito grata por sua amizade inabalável e por serem maravilhosos. Vocês me inspiram o tempo todo e nunca duvidaram que eu conseguiria, então nunca duvidei também (quase nunca).

Obrigada à minha rede de amigos que são uma verdadeira família, que compartilharam seus pensamentos e histórias, que me deixaram tagarelar sobre todos os tipos de ideias, as boas e as ruins, e ouviram com paciência o meu falatório e, no mínimo, duas dezenas de minipalestras diferentes. Eles ficaram ao meu lado em todos os momentos: Anya Singleton e Mike Aarons, Riaz Patel e Myles Andrews, Kim e Rob Cavallo, Raj e Laura Amin, e Nina e Rome Thomas. Amo vocês e sou grata a vocês todos os dias. Também sou muito grata a Angela Cheng Kaplan, que transformou minha vida e a da minha família de inúmeras e maravilhosas formas – e me deu um conselho fantástico sobre conversas de trabalho. Estou me esforçando, Angela! Você é genial.

Minha profunda gratidão àqueles que generosamente compartilharam suas experiências e histórias. Dr. Scott Parazynski, este livro é melhor porque comecei com sua história de heroísmo e coragem. Drew Sensue-Weinstein, obrigada por me ensinar tanto sobre ansiedade e criatividade. Espero que você continue a compartilhar sua visão com o mundo. David Getz, diretor da East Side Middle School (MS 114), e Dr. Tony Fisher, diretor da Hunter College High School, educadores como você são raros e preciosos. Sou muito grata por seu comprometimento com a saúde emocional das crianças e permaneço continuamente inspirada por seus alunos impressionantes. A todos os pais e professores com quem conversei sobre ansiedade e saúde emocional nas escolas de Nova York, incluindo a All Souls School, The Chapin School, Collegiate School, Ethical Culture Fieldston School e The Hewitt School: saí de todas as conversas com novas perspectivas e aprendizados. Obrigada.

Escrevendo este livro, pensei muito sobre as ansiedades dos jovens neste mundo complexo. Como resultado, minha gratidão pelas pessoas que moldam a vida e o caráter dos meus próprios filhos cresceu exponencialmente, com destaque para os excelentes professores (Sra. Z. – Emily Zweibel, você merece uma menção especial!) e coordenadores que meus filhos tiveram a sorte de ter na Collegiate e na Chapin. Vocês os ensinaram a persistir, a encontrar força na comunidade, a fazer perguntas inteligentes e curiosas e a caminhar pelo mundo com coragem e integridade. Também sou muito grata à comunidade de pais das escolas de nossos filhos. Não posso expressar quanto é importante saber que posso contar com vocês para ajudar minhas crianças. Aquela conversa de "uma andorinha só não faz verão" nem chega perto disso. Sem tanto apoio e conexão, seria muito, muito mais difícil aproveitar a ansiedade como o superpoder que ela pode ser.

Um obrigada especial a Tim McHenry, que é diretor executivo assistente e chefe de programação do Museu Rubin em Manhattan e curador da maravilhosa série anual Brainwave, onde conheci o Dr. Parazynski e muitas outras pessoas fascinantes. Tim, você é uma das pessoas mais encantadoras que conheço, mas uma das poucas que também possuem bondade e sabedoria profundas. Obrigada a você e à sua equipe por serem o coração e a alma do Rubin. Ele é um tesouro cultural, e minhas experiências lá moldaram profundamente este livro. Candy Chang e James Reeves, obrigada por criarem a maravilhosa e transformadora obra *Monumento para os ansiosos e esperançosos*, que passou muitos meses maravilhosos habitando o Rubin. A arte de vocês deixou uma marca profunda em mim e neste livro.

Fui abençoada com uma equipe de apoio acadêmico maravilhosa, principalmente meus alunos e colegas no Laboratório de Regulação Emocional da Hunter College. Nenhuma das minhas pesquisas mencionadas neste livro seria possível sem vocês. Sou grata por seu brilhantismo, persistência e curiosidade. Então temos os acadêmicos que conversaram comigo e me inspiraram, mesmo sem perceber. O Dr. Seth Pollak tirou tempo na sua licença sabática para conversar sobre a vida emocional dos adolescentes. Há poucos como você na área, Seth, obrigada por suas contribuições científicas transformadoras e sua infinita generosidade intelectual. E para minhas colaboradoras brilhantes, Dra. Regina Miranda e Dra. Ekatarina Likhtik, cujo trabalho me ensinou tanto. Regina, você me impulsionou a refletir de forma diferente sobre como pensamentos e sentimentos se entremeiam, e a manter meu senso moral no âmago da minha atuação científica. Katya, sua pesquisa inovadora causou uma revolução na maneira como encaro a ansiedade. Você me ensinou sobre segurança – e como ela vai muito além da ausência de ameaças. Também sou grata aos meus colegas da City University de Nova York, incluindo o departamento de psicologia da Hunter College, o Graduate Center e o Centro de Pesquisas Avançadas de Ciência. Obrigada a Jennifer Raab, presidente da Hunter College, por oferecer uma plataforma para desenvolver e compartilhar as ideias deste livro. Também quero agradecer aos meus colegas da NYU Langone Health, incluindo a Dra. Leigh Charvet e a Dra. Keng-Yen Huang. Comecei minha carreira na NYU Langone, e foi lá que conheci minha colaboradora de longa data, Dra. Amy Krain Roy. Amy, os conceitos e ideias que você compartilhou ao longo dos muitos anos em que tive a sorte de trabalhar ao seu lado moldaram boa parte do que escrevi aqui.

Sou acima de tudo uma cientista da emoção, e sou muitíssimo grata aos meus colegas e mentores de longa data. Aos meus amigos, Dr. Paul Hastings e Dra. Kristin Buss: aprendi muito quando demos nosso golpe e escrevemos a monografia. Aquela que era a época boa das saladas. À minha mentora da época da graduação, Dra. Pamela M. Cole: Pamela, você me ensinou que todas as emoções são uma dádiva – mesmo quando são uma faca de dois gumes – e que cultura e contexto são importantes. Sou abençoada por ter aprendido sobre emoções, desenvolvimento infantil e transtornos de ansiedade com gigantes da área, como Pamela, assim como o Dr. Joseph Campos, o Dr. Dante Cicchetti e o Dr. Tom Borkovec. O trabalho de vocês redefiniu o modo como compreendemos o risco, o bem-estar e a resiliência emocional. Ele tornou o mundo um lugar melhor.

Minha pesquisa sobre tecnologia digital e ansiedade foi fortemente influenciada por minhas colegas Dra. Sarah Myruski, uma das pessoas mais inteligentes que conheço, Dra. Kristin Buss (de novo), Dra. Koraly Pérez-Edgar e tantos outros pesquisadores maravilhosos da Universidade Penn State. Agradeço também a

Diane Sawyer, Claire Weinraub e a equipe por trás do excelente especial da ABC por darem destaque a este trabalho. Também ganhei muito com meus colegas no espaço de bem-estar digital – especialmente Kim Anenberg Cavallo e a equipe do Dia Nacional da Desconexão, Teodora Pavkovic, Andrew Rasiej e Micah Sifry. Vocês entendem que todos nós saímos ganhando quando a tecnologia se torna mais humana.

    A família me carregou. Mãe e John, obrigada por seu amor e apoio e por serem avós fenomenais. Temos muita sorte por vocês estarem na nossa vida. Tia Beth, minha madrinha, você me influenciou de formas que imagino que nem suspeita, inclusive ao tornar legal gostar de livros. Para os Beharrys – todos vocês! Vocês deram a mim e aos nossos filhos uma tribo que sempre será nosso lar. Obrigada a Seeta Heeralall, meu braço direito, por ser o coração da nossa família há tantos anos. E então temos Katie e Rob Adams. Os MELHORES. Den, você é tão mais do que apenas minha irmã. Den Summit me ajudou em momentos difíceis, e as suas opiniões e ideias sempre me auxiliaram a mudar o curso de *Não tenha medo da ansiedade* – e de outras coisas também – sempre para o melhor. E, Straw, você traz muito amor e luz para nossa família. Obrigada por ser meu irmão.

    Para Noci: você foi minha companhia mais constante ao longo dos anos que dediquei a este livro. Obrigada por sua lealdade inabalável, por sua presença tranquilizadora e por seu amor por carinho na barriga. Durante nossas caminhadas, eu clareei meus pensamentos e tive muitas revelações.

    Para Kavi e Nandini: só por estarem no mundo, vocês já tornam tudo melhor, mais bonito e mais esperançoso para mim. Talvez vocês fiquem um pouco irritados com suas aparições no livro – espero que não –, mas a verdade é que vocês precisavam estar aqui, porque estão o tempo todo me ensinando alguma coisa. Amo muito vocês dois.

Escrever este livro foi a aventura de uma vida. Obrigada ao meu querido marido e companheiro de vida, Vivek J. Tiwary, que me deu mais amor e apoio do que eu poderia sonhar enquanto eu escrevia e em todos os momentos. Você é minha base. Por ser a pessoa que é, você permitiu que eu acreditasse que tudo é possível. Amo você, El Capitán.

E, por último, ao nosso baiacu: você é a personificação do espírito de *Não tenha medo da ansiedade*. Amamos você porque conseguimos entender que, assim como todo mundo, você também passa por situações difíceis. Continue a nadar, meu amigo.

Notas

Prólogo

1. Søren Kierkegaard, *O conceito de angústia*. Petrópolis: Vozes, 2013.

1. O que a ansiedade é (e o que não é)

2. Ronald C. Kessler e Philip S. Wang, "The Descriptive Epidemiology of Commonly Occurring Mental Disorders in the United States", *Annual Review of Public Health* 29, nº 1 (2008): 115-29, doi: 10.1146/annurev.publhealth.29.020907.090847.

3. "Mental Illness", National Institute of Mental Health, https://www.nimh.nih.gov/health/statistics/mental-illness.

4. *Manual diagnóstico e estatístico de transtornos mentais (DSM-5)*. Porto Alegre: Artmed, 2014.

5. Clemens Kirschbaum, Karl-Martin Pirke e Dirk H. Hellhammer, "The 'Trier Social Stress Test' – a Tool for Investigating Psychobiological Stress Responses in a Laboratory Setting", *Neuropsychobiology* 28, nos 1-2 (1993): 76-81, doi: 10.1159/000119004.

6. Jeremy P. Jamieson, Matthew K. Nock e Wendy Berry Mendes,

"Changing the Conceptualization of Stress in Social Anxiety Disorder", *Clinical Psychological Science* 1, nº 4 (2013): 363-74, doi: 10.1177/2167702613482119.

2. Por que a ansiedade existe

7. Charles Darwin, *A expressão das emoções no homem e nos animais*. Rio de Janeiro: Companhia de Bolso, 2009.

8. Charles Darwin, *A origem das espécies: A origem das espécies por meio da seleção natural ou a preservação das raças favorecidas na luta pela vida*. São Paulo: Edipro, 2018.

9. Charles Darwin, *A origem do homem e a seleção sexual*. Itatiaia: Garnier, 2019.

10. Joseph J. Campos, Alan Langer e Alice Krowitz, "Cardiac Responses on the Visual Cliff in Prelocomotor Human Infants", *Science* 170, nº 3954 (1970): 196-97, doi: 10.1126/science.170.3954.196.

11. James F. Sorce et al., "Maternal Emotional Signaling: Its Effect on the Visual Cliff Behavior of 1-Year-Olds", *Developmental Psychology* 21, nº 1 (1985): 195-200, doi: 10.1037/0012-1649.21.1.195.

12. Karen C. Barrett e Joseph J. Campos, "Perspectives on Emotional Development II: A Functionalist Approach to Emotions", em *Handbook of Infant Development*, 2ª ed., editado por Joy D. Osofsky. Nova York: John Wiley & Sons, 1987, 555-78; Dacher Keltner e James J. Gross, "Functional Accounts of Emotions", *Cognition & Emotion* 13, nº 5 (1999): 467-80, doi: 10.1080/026999399379140.

13. Nico H. Frijda, *The Emotions*. Cambridge, Reino Unido: Cambridge University Press, 2001.

14. Charles Darwin, *A expressão das emoções no homem e nos animais*. Rio de Janeiro: Companhia de Bolso, 2009.

15. https://www.ncbi.nlm.nih.gov/pmc/articles/PMC3181681/.

16. Joseph LeDoux e Nathaniel D. Daw, "Surviving Threats: Neural Circuit and Computational Implications of a New Taxonomy of Defensive Behaviour", *Nature Reviews Neuroscience* 19, nº 5 (2018): 269-82, doi: 10.1038/nrn.2018.22.

17. Yair Bar-Haim et al., "Threat-Related Attentional Bias in Anxious and Nonanxious Individuals: A Meta-Analytic Study", *Psychological Bulletin* 133, nº 1 (2007): 1-24, doi: 10.1037/0033-2909.133.1.1; Colin MacLeod, Andrew Mathews e Philip Tata, "Attentional Bias in Emotional Disorders", *Journal of Abnormal Psychology* 95, nº 1 (1986): 15-20, doi: 10.1037/0021-843x.95.1.15.

18. Tracy A. Dennis-Tiwary et al., "Heterogeneity of the Anxiety--Related Attention Bias: A Review and Working Model for Future Research", *Clinical Psychological Science* 7, nº 5 (2019): 879-99, doi: 10.1177/2167702619838474.

19. James A. Coan, Hillary S. Schaefer e Richard J. Davidson, "Lending a Hand", *Psychological Science* 17, nº 12 (2006): 1032-39, doi: 10.1111/j.1467-9280.2006.01832.x.

20. Harry F. Harlow e Stephen J. Suomi, "Induced Psychopathology in Monkeys", *Caltech Magazine*, 33, nº 6 (1970): 8-14, https://resolver.caltech.edu/CaltechES:33.6.monkeys.

3. De olho no futuro: escolha sua aventura

21. Thomas Hobbes, *Leviatã, ou Matéria, forma e poder de um estado eclesiástico e civil*. São Paulo: Martins Fontes, 2019.

22. David Dunning e Amber L. Story, "Depression, Realism, and the Overconfidence Effect: Are the Sadder Wiser When Predicting Future Actions and Events?", *Journal of Personality and Social Psychology* 61, nº 4 (1991): 521-32, doi: 10.1037/0022-3514.61.4.521.

23. Gabriele Oettingen, Doris Mayer e Sam Portnow, "Pleasure Now, Pain Later", *Psychological Science* 27, nº 3 (2016): 345–53, doi: 10.1177/0956797615620783.

24. Birgit Kleim et al., "Reduced Specificity in Episodic Future Thinking in Posttraumatic Stress Disorder", *Clinical Psychological Science* 2, nº 2 (2013): 165–73, doi: 10.1177/2167702613495199.

25. Adam D. Brown et al., "Overgeneralized Autobiographical Memory and Future Thinking in Combat Veterans with Posttraumatic Stress Disorder", *Journal of Behavior Therapy and Experimental Psychiatry* 44, nº 1 (2013): 129–34, doi: 10.1016/j.jbtep.2011.11.004.

26. Susan M. Andersen, "The Inevitability of Future Suffering: The Role of Depressive Predictive Certainty in Depression", *Social Cognition* 8, nº 2 (1990): 203–28, doi: 10.1521/soco.1990.8.2.203.

27. Regina Miranda e Douglas S. Mennin, "Depression, Generalized Anxiety Disorder, and Certainty in Pessimistic Predictions About the Future", *Cognitive Therapy and Research* 31, nº 1 (2007): 71–82, doi: 10.1007/s10608-006-9063-4.

    Joanna Sargalska, Regina Miranda e Brett Marroquín, "Being Certain About an Absence of the Positive: Specificity in Relation to Hopelessness and Suicidal Ideation", *International Journal of Cognitive Therapy* 4, nº 1 (2011): 104–16, doi: 10.1521/ijct.2011.4.1.104.

28. Laura L. Carstensen, "The Influence of a Sense of Time on Human Development", *Science* 312, nº 5782 (2006): 1913–15, doi: 10.1126/science.1127488.

29. Jordi Quoidbach, Alex M. Wood e Michel Hansenne, "Back to the Future: The Effect of Daily Practice of Mental Time Travel into the Future on Happiness and Anxiety", *Journal of Positive Psychology* 4, nº 5 (2009): 349–55, doi: 10.1080/17439760902992365.

30. Ellen J. Langer, "The Illusion of Control", *Journal of Personality and Social Psychology* 32, nº 2 (1975): 311–28, doi: 10.1037/0022-3514.32.2.311.

31. Lyn Y. Abramson, Martin E. Seligman e John D. Teasdale, "Learned Helplessness in Humans: Critique and Reformulation", *Journal of Abnormal Psychology* 87, nº 1 (1978): 49-74, doi: 10.1037/0021-843x.87.1.49.

32. David York et al., "Effects of Worry and Somatic Anxiety Induction on Thoughts, Emotion and Physiological Activity", *Behaviour Research and Therapy* 25, nº 6 (1987): 523-26, doi: 10.1016/0005-7967(87)90060-x.

33. Ayelet Meron Ruscio e T. D. Borkovec, "Experience and Appraisal of Worry Among High Worriers with and Without Generalized Anxiety Disorder", *Behaviour Research and Therapy* 42, nº 12 (2004): 1469-82, doi: 10.1016/j. brat.2003.10.007.

4. A história de que a ansiedade é uma doença

34. Dante Alighieri, *A divina comédia*. São Paulo: Editora 34, 2017.

35. Democritus Junior [Robert Burton], *A anatomia da melancolia*. Curitiba: Editora UFPR, 2013.

36. Sigmund Freud, *Inibição, sintoma e medo*. Porto Alegre: L&PM, 2018.

37. W. H. Auden, *The Age of Anxiety: A Baroque Eclogue*. Nova York: Random House, 1947.

38. Sigmund Freud, *Análise de uma fobia em um menino de cinco anos (o pequeno Hans)*. Rio de Janeiro: Imago Editora, 1999.

39. Sigmund Freud, *Notas sobre um caso de neurose obsessiva (o homem dos ratos)*. Rio de Janeiro: Imago Editora, 2002.

40. *Manual diagnóstico e estatístico de transtornos mentais (DSM-5)*. Porto Alegre: Artmed, 2014.

41. Kurt Lewin, *Problemas de dinâmica de grupo*. São Paulo: Cultrix, 1963.

42. Judith Shulevitz, "In College and Hiding from Scary Ideas", *The New York Times*, 21 de março de 2015, https://www.nytimes.com/2015/03/22/opinion/sunday/judith-shulevitz-hiding-from-scary-ideas.html.

43. Guy A. Boysen et al., "Trigger Warning Efficacy: The Impact of Warnings on Affect, Attitudes, and Learning", *Scholarship of Teaching and Learning in Psychology* 7, nº 1 (2021): 39-52, doi: 10.1037/stl0000150.

44. Benjamin W. Bellet, Payton J. Jones e Richard J. McNally, "Trigger Warning: Empirical Evidence Ahead", *Journal of Behavior Therapy and Experimental Psychiatry* 61 (2018): 134-41, doi: 10.1016/j.jbtep.2018.07.002.

5. Um entorpecimento confortável

45. Jeannette Y. Wick, "The History of Benzodiazepines", *Consultant Pharmacist* 28, nº 9 (2013): 538-48, doi: 10.4140/tcp.n.2013.538.

46. "Leo Sternbach: Valium: The Father of Mother's Little Helpers", *U.S. News & World Report*, 27 de dezembro de 1999.

47. "Overdose Death Rates", National Institute on Drug Abuse, 29 de janeiro de 2021, https://www.drugabuse.gov/drug-topics/trends-statistics/overdose-death-rates.

48. "Understanding the Epidemic", Centers for Disease Control and Prevention, 17 de março de 2021, https://www.cdc.gov/opioids/basics/epidemic.html.

49. "Overdose Death Rates", National Institute on Drug Abuse.

50. Barry Meier, "Origins of an Epidemic: Purdue Pharma Knew Its

Opioids Were Widely Abused", *The New York Times*, 29 de maio de 2018, https://www.nytimes.com/2018/05/29/health/purdue-opioids-oxycontin.html.

51. "Mental Illness", National Institute of Mental Health, https://www.nimh.nih.gov/health/statistics/mental-illness.

52. Juliana Menasce Horowitz e Nikki Graf, "Most U.S. Teens See Anxiety and Depression as a Major Problem Among Their Peers", Pew Research Center, 20 de fevereiro de 2019, https://www.pewresearch.org/social-trends/2019/02/20/most-u-s-teens-see-anxiety-and-depression-as-a-major-problem-among-their-peers/.

53. Angel Diaz, "Bars: The Addictive Relationship with Xanax & Hip Hop | Complex News Presents", Complex, 28 de maio de 2019, https://www.complex.com/music/2019/05/bars-the-addictive-relationship-between-xanax-and-hip-hop.

6. A culpa é das máquinas?

54. Ingibjorg Eva Thorisdottir et al., "Active and Passive Social Media Use and Symptoms of Anxiety and Depressed Mood Among Icelandic Adolescents", *Cyberpsychology, Behavior, and Social Networking* 22, nº 8 (2019): 535–42, doi: 10.1089/cyber.2019.0079.

55. Kevin Wise, Saleem Alhabash e Hyojung Park, "Emotional Responses During Social Information Seeking on Facebook", *Cyberpsychology, Behavior, and Social Networking* 13, nº 5 (2010): 555–62, doi: 10.1089/cyber.2009.0365.

56. Ibid.

57. Carmen Russoniello, Kevin O'Brien e J. M. Parks, "The Effectiveness of Casual Video Games in Improving Mood and Decreasing Stress", *Journal of Cyber Therapy and Rehabilitation* 2, nº 1 (2009): 53–66.

58. Wise et al., "Emotional Responses During Social Information Seeking on Facebook".

59. Maneesh Juneja, "Being Human", *Maneesh Juneja*, 23 de maio de 2017, https://maneeshjuneja.com/blog/2017/5/23/being-human.

60. James A. Coan, Hillary S. Schaefer e Richard J. Davidson, "Lending a Hand", *Psychological Science* 17, nº 12 (2006): 1032–39, doi: 10.1111/j.1467-9280.2006.01832.x.

61. Leslie J. Seltzer et al., "Instant Messages vs. Speech: Hormones and Why We Still Need to Hear Each Other", *Evolution and Human Behavior* 33, nº 1 (2012): 42–45, doi: 10.1016/j.evolhumbehav.2011.05.004.

62. M. Tomasello, *A Natural History of Human Thinking*. Cambridge, MA: Harvard University Press, 2014.

63. Sarah Myruski et al., "Digital Disruption? Maternal Mobile Device Use Is Related to Infant Social-Emotional Functioning", *Developmental Science* 21, nº 4 (2017), doi: 10.1111/desc.12610.

64. Kimberly Marynowski, "Effectiveness of a Novel Paradigm Examining the Impact of Phubbing on Attention and Mood", 21 de abril de 2021, CUNY Academic Works, https://academicworks.cuny.edu/hc_sas_etds/714.

65. Anya Kamenetz, "Teen Girls and Their Moms Get Candid About Phones and Social Media", NPR, 17 de dezembro de 2018, https://www.npr.org/2018/12/17/672976298/teen-girls-and-their-moms-get-candid-about-phones-and-social-media.

66. Jean M. Twenge et al., "Increases in Depressive Symptoms, Suicide-Related Outcomes, and Suicide Rates Among U.S. Adolescents After 2010 and Links to Increased New Media Screen Time", *Clinical Psychological Science* 6, nº 1 (2017): 3–17, doi: 10.1177/2167702617723376.

67. Amy Orben e Andrew K. Przybylski, "The Association Between Adolescent Well-Being and Digital Technology Use", *Nature Human Behaviour* 3, nº 2 (2019): 173–82, doi: 10.1038/s41562-018-0506-1.

68. Sarah M. Coyne et al., "Does Time Spent Using Social Media Impact Mental Health?: An Eight Year Longitudinal Study", *Computers in Human Behavior* 104 (2020): 106160, doi: 10.1016/j.chb.2019.106160.

69. Seltzer et al., "Instant Messages vs. Speech: Hormones and Why We Still Need to Hear Each Other".

70. Tracy A. Dennis-Tiwary, "Taking Away the Phones Won't Solve Our Teenagers' Problems", *The New York Times*, 14 de julho de 2018, https://www.nytimes.com/2018/07/14/opinion/sunday/smartphone-addiction-teenagers-stress.html.

7. Incerteza

71. John Allen Paulos, *A lógica do mercado de ações*. Rio de Janeiro: Campus, 2007.

72. Jacob B. Hirsh e Michael Inzlicht, "The Devil You Know: Neuroticism Predicts Neural Response to Uncertainty", *Psychological Science* 19, nº 10 (2008): 962–67, doi: 10.1111/j.1467-9280.2008.02183.x.

73. Sally S. Dickerson e Margaret E. Kemeny, "Acute Stressors and Cortisol Responses: A Theoretical Integration and Synthesis of Laboratory Research", *Psychological Bulletin* 130, nº 3 (2004): 355–91, doi: 10.1037/0033-2909.130.3.355.

74. Erick J. Paul et al., "Neural Networks Underlying the Metacognitive Uncertainty Response", *Cortex* 71 (2015): 306–22, doi: 10.1016/j.cortex.2015.07.028.

75. Orah R. Burack e Margie E. Lachman, "The Effects of List-Making on Recall in Young and Elderly Adults", *Journals of Gerontology: Series B: Psychological Sciences and Social Sciences* 51B, nº 4 (1996): 226–33, doi: 10.1093/geronb/51b.4.p226.

76. David DeSteno, "Social Emotions and Intertemporal Choice: 'Hot' Mechanisms for Building Social and Economic Capital", *Current Directions in Psychological Science* 18, nº 5 (2009): 280-84, doi: 10.1111/j.1467-8721.2009.01652.x.

77. Leah Dickens e David DeSteno, "The Grateful Are Patient: Heightened Daily Gratitude Is Associated with Attenuated Temporal Discounting", *Emotion* 16, nº 4 (2016): 421-25, doi: 10.1037/emo0000176.

78. Marjolein Barendse et al., "Longitudinal Change in Adolescent Depression and Anxiety Symptoms from Before to During the COVID-19 Pandemic: A Collaborative of 12 Samples from 3 Countries", 13 de abril de 2021, doi: 10.31234/osf.io/hn7us.

79. Polly Waite et al., "How Did the Mental Health of Children and Adolescents Change During Early Lockdown During the COVID-19 Pandemic in the UK?", 4 de fevereiro de 2021, doi: 10.31234/osf.io/t8rfx.

8. Criatividade

80. Rollo May, *O significado da ansiedade*. Rio de Janeiro: Zahar, 1980.

81. Matthijs Baas et al., "Personality and Creativity: The Dual Pathway to Creativity Model and a Research Agenda", *Social and Personality Psychology Compass* 7, nº 10 (2013): 732-48, doi: 10.1111/spc3.12062.

82. Thomas Curran et al., "A Test of Social Learning and Parent Socialization Perspectives on the Development of Perfectionism", *Personality and Individual Differences* 160 (2020): 109925, doi: 10.1016/j.paid.2020.109925.

83. Patrick Gaudreau, "On the Distinction Between Personal Standards Perfectionism and Excellencism: A Theory Elaboration and

Research Agenda", *Perspectives on Psychological Science* 14, n° 2 (2018): 197–215, doi: 10.1177/1745691618797940.

84. Diego Blum e Heinz Holling, "Spearman's Law of Diminishing Returns. A Meta-Analysis", *Intelligence* 65 (2017): 60–66, doi: 10.1016/j.intell.2017.07.004.

85. Patrick Gaudreau e Amanda Thompson, "Testing a 2×2 Model of Dispositional Perfectionism", *Personality and Individual Differences* 48, n° 5 (2010): 532–37, doi: 10.1016/j.paid.2009.11.031.

86. Joachim Stoeber, "Perfectionism, Efficiency, and Response Bias in Proof-Reading Performance: Extension and Replication", *Personality and Individual Differences* 50, n° 3 (2011): 426–29, doi: 10.1016/j.paid.2010.10.021.

87. Benjamin Wigert, et al., "Perfectionism: The Good, the Bad, and the Creative", *Journal of Research in Personality* 46, n° 6 (2012): 775–79, doi: 10.1016/j.jrp.2012.08.007.

88. Ibid.

89. A. Madan et al., "Beyond Rose Colored Glasses: The Adaptive Role of Depressive and Anxious Symptoms Among Individuals with Heart Failure Who Were Evaluated for Transplantation", *Clinical Transplantation* 26, n° 3 (2012), doi: 10.1111/j.1399-0012.2012.01613.x.

9. Crianças não são frágeis

90. Rainer Maria Rilke, *Cartas a um jovem poeta*. São Paulo: Planeta, 2022.

91. "Mental Illness", National Institute of Mental Health, https://www.nimh.nih.gov/health/statistics/mental-illness.

92. Juliana Menasce Horowitz e Nikki Graf, "Most U.S. Teens See Anxiety, Depression as Major Problems", Pew Research Center,

20 de fevereiro de 2019, https://www.pewresearch.org/social-trends/2019/02/20/most-u-s-teens-see-anxiety-and-depression-as-a-major-problem-among-their-peers/.

93. Nassim Nicholas Taleb, *Antifrágil: Coisas que se beneficiam com o caos*. Rio de Janeiro: Objetiva, 2020.

94. Eli R. Lebowitz et al., "Parent-Based Treatment as Efficacious as Cognitive-Behavioral Therapy for Childhood Anxiety: A Randomized Noninferiority Study of Supportive Parenting for Anxious Childhood Emotions", *Journal of the American Academy of Child & Adolescent Psychiatry* 59, nº 3 (2020): 362–72, doi: 10.1016/j.jaac.2019.02.014.

95. Howard Peter Chudacoff, *Children at Play: An American History*. Nova York: New York University Press, 2008.

96. Claire Cain Miller e Jonah E. Bromwich, "How Parents Are Robbing Their Children of Adulthood", *The New York Times*, 16 de março de 2019, https://www.nytimes.com/2019/03/16/style/snowplow-parenting-scandal.html.

97. The Editorial Board, "Turns Out There's a Proper Way to Buy Your Kid a College Slot", *The New York Times*, 12 de março de 2019, https://www.nytimes.com/2019/03/12/opinion/editorials/college-bribery-scandal-admissions.html.

98. Kerstin Konrad, Christine Firk e Peter J. Uhlhaas, 2013. "Brain Development During Adolescence: Neuroscientific Insights into This Developmental Period", *Deutsches Ärzteblatt International*, 110, nº 25 (2013): 425–31, doi: 10.3238/arztebl.2013.0425.

99. P. Shaw et al., 2006. "Intellectual Ability and Cortical Development in Children and Adolescents", *Nature* 440, nº 7084 (2006): 676–79, doi: 10.1038/nature04513.

100. Margo Gardner e Laurence Steinberg, "Peer Influence on Risk Taking, Risk Preference, and Risky Decision Making in Adolescence and Adulthood: An Experimental Study", *Developmental Psychology* 41, nº 4 (2005): 625–35, doi: 10.1037/0012-1649.41.4.625.

101. Pasko Rakic et al., "Concurrent Overproduction of Synapses in Diverse Regions of the Primate Cerebral Cortex", *Science* 232, nº 4747 (1986): 232-35, doi: 10.1126/science.3952506.

102. Colleen C. Hawkins, Helen M. Watt e Kenneth E. Sinclair, "Psychometric Properties of the Frost Multidimensional Perfectionism Scale with Australian Adolescent Girls", *Educational and Psychological Measurement* 66, nº 6 (2006): 1001-22, doi: 10.1177/0013164405285909.

103. Keith C. Herman et al., "Developmental Origins of Perfectionism among African American Youth", *Journal of Counseling Psychology* 58, nº 3 (2011): 321-34, doi: 10.1037/a0023108.

104. Curran et al., "A Test of Social Learning and Parent Socialization Perspectives on the Development of Perfectionism".

105. Brittany N. Anderson e Jillian A. Martin, "What K-12 Teachers Need to Know About Teaching Gifted Black Girls Battling Perfectionism and Stereotype Threat", *Gifted Child Today* 41, nº 3 (2018): 117-24, doi: 10.1177/1076217518768339.

106. Civil Rights Data Collection, https://ocrdata.ed.gov/DataAnalysisTools/DataSetBuilder?Report=7.

107. "2016 College-Bound Seniors Total Group Profile Report", College Board, https://secure-media.collegeboard.org/digitalServices/pdf/sat/total-group-2016.pdf.

108. Gijsbert Stoet e David C. Geary, "The Gender Equality Paradox in Science, Technology, Engineering, and Mathematics Education", *Psychological Science* 29, nº 4 (2018): 581-93, doi: 10.1177/0956797617741719.

109. Campbell Leaper e Rebecca S. Bigler, "Gendered Language and Sexist Thought", *Monographs of the Society for Research in Child Development* 69, nº 1 (2004): 128-42, doi: 10.1111/j.1540-5834.2004.06901012.x.

110. Tara Sophia Mohr, "Why Women Don't Apply for Jobs Unless They're 100% Qualified", *Harvard Business Review*, 25 de agosto de 2014, https://hbr.org/2014/08/why-women-dont-apply-for-jobs-unless-theyre-100-qualified.

111. Elizabeth M. Planalp et al., "The Infant Version of the Laboratory Temperament Assessment Battery (Lab-TAB): Measurement Properties and Implications for Concepts of Temperament", *Frontiers in Psychology* 8 (2017), doi: 10.3389/fpsyg.2017.00846.

10. Como ser ansioso do jeito certo

112. Søren Kierkegaard, *O conceito de angústia*. Petrópolis: Vozes, 2013.

113. Jeremy P. Jamieson, Matthew K. Nock e Wendy Berry Mendes, "Changing the Conceptualization of Stress in Social Anxiety Disorder", *Clinical Psychological Science* 1, nº 4 (2013): 363-74, doi: 10.1177/2167702613482119.

114. Brandon A. Kohrt e Daniel J. Hruschka, "Nepali Concepts of Psychological Trauma: The Role of Idioms of Distress, Ethnopsychology and Ethnophysiology in Alleviating Suffering and Preventing Stigma", *Culture, Medicine, and Psychiatry* 34, nº 2 (2010): 322-52, doi: 10.1007/s11013-010-9170-2.

115. Marcus E. Raichle, "The Brain's Default Mode Network", *Annual Review of Neuroscience* 38, nº 1 (2015): 433-47, doi: 10.1146/annurev-neuro-071013-014030.

116. "Harvard Second Generation Study", Harvard Medical School, https://www.adultdevelopmentstudy.org/.

117. Geoffrey L. Cohen e David K. Sherman, "The Psychology of Change: Self-Affirmation and Social Psychological Intervention", *Annual Review of Psychology* 65, nº 1 (2014): 333-71, doi: 10.1146/annurev-psych-010213-115137.

118. E. Tory Higgins, "Self-Discrepancy: A Theory Relating Self and Affect", *Psychological Review* 94, nº 3 (1987): 319-40, doi: 10.1037/0033-295x.94.3.319.

119. Scott Spiegel, Heidi Grant-Pillow e E. Tory Higgins, "How Regulatory Fit Enhances Motivational Strength During Goal Pursuit", *European Journal of Social Psychology* 34, nº 1 (2004): 39-54, doi: 10.1002/ejsp.180.

CONHEÇA ALGUNS DESTAQUES DE NOSSO CATÁLOGO

- Augusto Cury: Você é insubstituível (2,8 milhões de livros vendidos), Nunca desista de seus sonhos (2,7 milhões de livros vendidos) e O médico da emoção
- Dale Carnegie: Como fazer amigos e influenciar pessoas (16 milhões de livros vendidos) e Como evitar preocupações e começar a viver
- Brené Brown: A coragem de ser imperfeito – Como aceitar a própria vulnerabilidade e vencer a vergonha (600 mil livros vendidos)
- T. Harv Eker: Os segredos da mente milionária (2 milhões de livros vendidos)
- Gustavo Cerbasi: Casais inteligentes enriquecem juntos (1,2 milhão de livros vendidos) e Como organizar sua vida financeira
- Greg McKeown: Essencialismo – A disciplinada busca por menos (400 mil livros vendidos) e Sem esforço – Torne mais fácil o que é mais importante
- Haemin Sunim: As coisas que você só vê quando desacelera (450 mil livros vendidos) e Amor pelas coisas imperfeitas
- Ana Claudia Quintana Arantes: A morte é um dia que vale a pena viver (400 mil livros vendidos) e Pra vida toda valer a pena viver
- Ichiro Kishimi e Fumitake Koga: A coragem de não agradar – Como se libertar da opinião dos outros (200 mil livros vendidos)
- Simon Sinek: Comece pelo porquê (200 mil livros vendidos) e O jogo infinito
- Robert B. Cialdini: As armas da persuasão (350 mil livros vendidos)
- Eckhart Tolle: O poder do agora (1,2 milhão de livros vendidos)
- Edith Eva Eger: A bailarina de Auschwitz (600 mil livros vendidos)
- Cristina Núñez Pereira e Rafael R. Valcárcel: Emocionário – Um guia lúdico para lidar com as emoções (800 mil livros vendidos)
- Nizan Guanaes e Arthur Guerra: Você aguenta ser feliz? – Como cuidar da saúde mental e física para ter qualidade de vida
- Suhas Kshirsagar: Mude seus horários, mude sua vida – Como usar o relógio biológico para perder peso, reduzir o estresse e ter mais saúde e energia

sextante.com.br